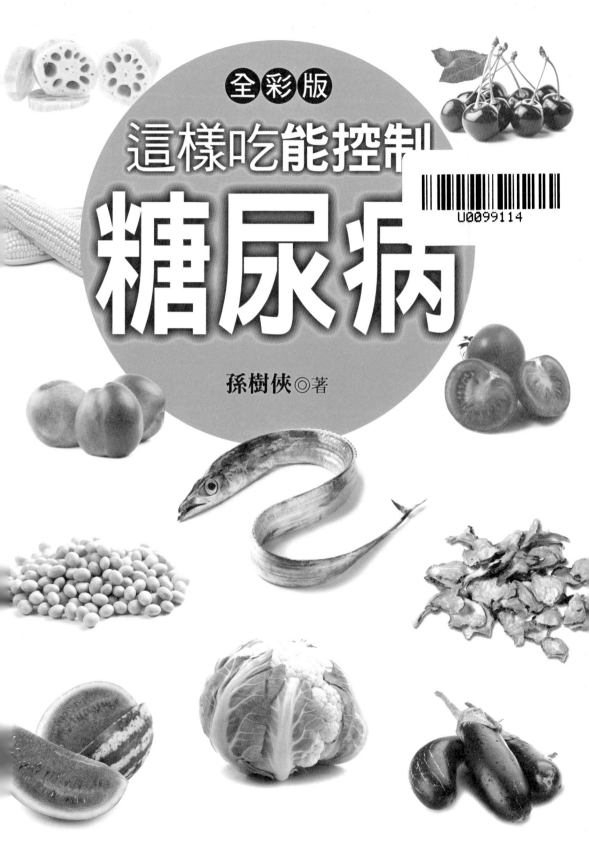

全彩版

這樣吃能控制

糖尿病

孫樹俠◎著

U0099114

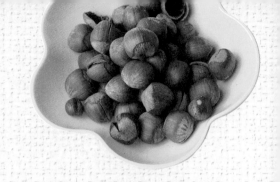

隨著經濟發展，生活水準提高，人們的飲食越來越豐富，營養越來越好，但是體力活動卻越來越少，所以糖尿病這種在古代只有達官貴人才容易患的富貴病，現在也如「舊時王謝堂前燕，飛入尋常百姓家」了。

最近有關於全國20歲以上成人糖尿病患病率的調查顯示，我國糖尿病患病率高達9.7%，也就是說，每10個成人中約有1個是糖尿病患者。調查還發現，中、青年患病率的增加非常明顯，30～40歲人群增長速度很快，且患者分佈的範圍也越來越廣。

到目前為止，糖尿病還無法根治，所有的治療方法都是對症治療，一旦患病，往往伴隨終生。而糖尿病（血糖）一旦控制不好還會引發併發症，導致腎、眼、足等部位的衰竭病變，且無法治癒。但糖尿病是可以預防的疾病，而又不是靠簡單吃藥就能解決的。糖尿病的防治是一個需多方面協調配合的系統工程，包括飲食調控、運動治療、合理用藥和血糖監測等，其中，飲食調控是糖尿病患者每日必做的功課，也是各型糖尿病預防和治療的基礎。

大部分糖尿病患可以通過飲食來調節和控制血糖，避免發生併發症，維護身體健康。因此，如何通過飲食來調節和控制血糖，是糖尿病患者十分關注的問題。

「授之以魚，不如授之以漁」，為了給糖尿病患者及高危人群提供具體

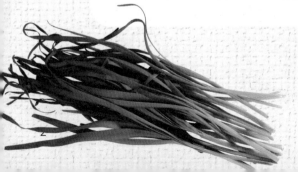

和直觀的幫助，實際指導大家將科學的飲食調控方法有效運用到生活中，解決實際問題，使更多的糖尿病患者能夠真正成為自己的醫生和營養師，讓自己和親友受益，我們邀請了著名的營養學專家親自編寫了本書。

　　本書針對糖尿病食療這一中心內容，科學解答糖尿病患者最關心的問題，並告訴廣大讀者：患了糖尿病什麼可以吃？為什麼可以吃？可以吃多少？怎麼吃合適？希望這本書能幫助糖尿病患者吃對食物，有效控制血糖；吃對方法，讓身體健康。

孫樹俠

中國保健協會食物營養與安全專業委員會會長

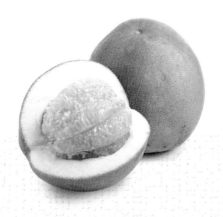

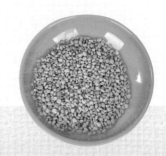

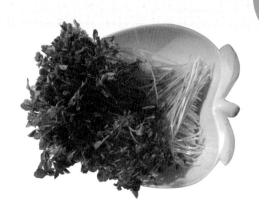

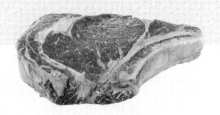

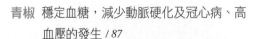

肉類 / 100

水產類 / 106

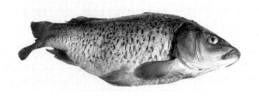

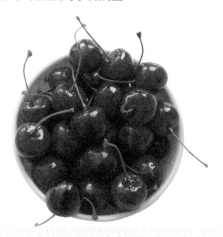

第3章 營養食譜，有效控制糖尿病

糖尿病在中醫中的分類及其食療原料的選擇 / 171

營養食譜推薦 / 175

第1章
吃對方法，
才能更健康

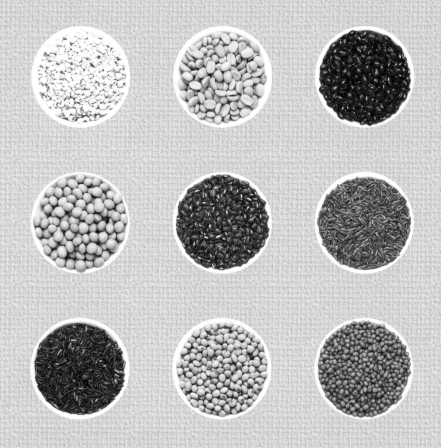

為什麼說飲食控制是糖尿病最根本的治療方法之一

要了解這個問題，得先從糖尿病的起因說起。雖然目前醫學界對糖尿病的病因還沒有確切的論斷，但經過大量臨床研究和總結，普遍認為糖尿病的病因與遺傳、環境以及免疫等因素有關。

研究表明，免疫系統紊亂是1型糖尿病的主要誘因，而遺傳因素是2型糖尿病的主要誘因，也就是說，糖尿病患者的子女，患糖尿病的機率要比正常人子女患病的機率大。當然，這也不是絕對的，因為還有一個重要的致病因素，那就是環境。

環境因素主要指不良的生活方式，比如攝入過多的高脂肪、高熱量食物，久坐而缺乏運動、激烈的職場競爭及不和諧的人際關係帶來的心理壓力等。目前，環境因素已經成為糖尿病的主要病因。

對糖尿病而言，過多攝入高脂肪、高熱量食物並導致肥胖，是最主要的發病因素。正常情況下，攝入的食物經過消化吸收會變成血液中的血糖，血糖在胰腺中β細胞分泌出來的胰島素作用下，進入人體細胞形成人體所需的能量。如果高脂肪、高熱量食物攝入過多，為保持血糖穩定，β細胞就會超負荷工作，分泌出來更多的胰島素，以使血糖保持平衡。如果在短時間內高脂肪、高熱量攝入較多，多餘的血糖還會轉化為脂肪儲存起來，如果經常攝入高脂肪、高熱量食物，多餘的血糖無處可存，β細胞分泌出來的胰島素供不應求，血液中的血糖就會升高。長期下去，β細胞分泌胰島素的功能越來越弱，而血糖卻越來越高，惡性循環的後果就是會引發糖尿病。長期攝入高脂肪、高熱量食物是患糖尿病的重要因素，因此，患了糖尿病之後，通過嚴格的飲食控制降低血糖值，就成了治療糖尿病最根本的方法之一。

檢測項目參考值

檢測項目		參考值
正常人空腹血糖值	新制	3.9～6.1毫摩爾/升（mmol/L）
	舊制	70～110毫克/分升（mg/dl）
正常人餐後 半小時到1小時血糖值	新制	≦10毫摩爾/升（mmol/L）
	舊制	≦180毫克/分升（mg/dl）
正常人餐後 2小時血糖值	新制	≦7.8毫摩爾/升（mmol/L）
	舊制	≦140毫克/分升（mg/dl）
糖耐量受損時血糖值	新制	6.1～7.0毫摩爾/升（mmol/L）
	舊制	110～126毫克/分升（mg/dl）
糖尿病診斷標準	新制	空腹血糖≧7.0毫摩爾/升（mmol/L） 飯後2小時血糖新制≧11.1毫摩爾/升（mmol/L）
	舊制	空腹血糖≧126毫克/分升（mg/dl） 飯後2小時血糖新制≧200毫克/分升（mg/dl）
低血糖標準值	新制	＜2.8毫摩爾/升（mmol/L）
	舊制	＜50毫克/分升（mg/dl）
隨機血糖值	良好	4.4～8.0毫摩爾/升（mmol/L）
	一般	8.0～10.0毫摩爾/升（mmol/L）
	不好	＞10.0毫摩爾/升（mmol/L）
糖化血紅蛋白	良好	＜6.5%
	一般	6.5～7.5%
	不好	＞7.5%

糖尿病患者血壓、血脂指標控制指標參照表

控制專案	一般	良好	較差
血壓（毫米汞柱）	≧130/80 ≦140/90	＜130/80	＞140/90
總膽固醇（毫摩爾/升）	≧4.5	＜4.5	≧6.0
高密度脂蛋白（毫摩爾/升）	1.1～0.9	＞1.1	＜0.9
低密度脂蛋白（毫摩爾/升）	2.5～4.0	＜2.5	＞4.0
甘油三酯（毫摩爾/升）	＜2.2	＜1.5	≧2.2

與糖尿病相關的血糖控制指標

血糖值計量單位有新舊兩種：

新制單位：毫摩爾/升（mmol/L）

舊制單位：毫克/分升（mg/dl）

新舊制單位換算公式：

1毫摩爾/升（mmol/L）×18=1毫克/分升（mg/dl）

1毫克/分升（mg/dl）÷18=1毫摩爾/升（mmol/L）

糖尿病治療新突破

1.胰島素泵

胰島素泵是一個形狀、大小如同傳呼機，通過一條與人體相連的軟管向體內持續輸注胰島素的裝置。它類比人體健康胰腺分泌胰島素的生理模式，俗稱「人工胰腺」。內裝有一個放短效胰島素的儲藥器，外有一個顯示幕及一些按鈕，用於設置泵的程式，靈敏的驅動馬達緩慢地推動胰島素從儲藥器經輸注導管進入皮下。輸注導管長度不一，牢固地將泵與身體連接起來。

胰島素泵能模擬胰腺分泌功能，更好地控制血糖，改善糖化血紅蛋白

水準，有效地控制並延緩併發症。胰島素泵模擬生理性分泌，使胰島素吸收穩定，故血糖控制平穩達標，可控制並延緩併發症15.3年，延長壽命5.1年。國際上循證醫學研究已經證實，胰島素泵治療可降低以下併發症風險：視網膜病變降低76%；神經病變降低60%；腎臟病變降低54%；各種心血管病變降低42%。用胰島素泵治療糖尿病可增加患者的生活自由度。用胰島素泵治療糖尿病的同時，患者可以正常吃、正常睡。

2.胃轉流手術

此法治療糖尿病是在沒有切除任何臟器的情況下，對腸和胃進行隔斷而非切除，就手術過程而言，其實很簡單。手術步驟主要包括：常規開腹，在胃底部適當位置將胃橫斷，遠端胃關閉；在空腸上段適當位置將空腸橫斷，遠端空腸與胃近端吻合，近端空腸與胃腸吻合口下方適當位置的小腸吻合；消化道重建完成後常規關腹。至此，手術告成，一般只需1個多小時。

胃轉流手術治療2型糖尿病是在不切除任何組織和器官的情況下，通過改變食物的生理流向，使胰島素抵抗現象消失，胰島不再處於過勞狀態，胰島細胞增殖，胰島組織逐漸康復，胰島功能恢復正常，幫助患者擺脫終身吃藥的束縛。

任何一種治療方法都不可能適合每一位患者，如果糖尿病患者希望接受比較先進的治療方法，還是應該諮詢專業的內分泌科醫生，根據自己的實際情況選擇權威的醫院和適合的治療方法。

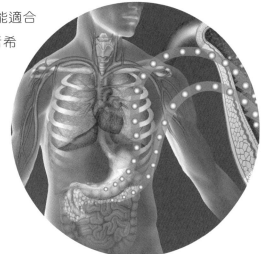

糖尿病患者對主要營養素有哪些特殊要求

人體所需的營養素可分為兩大類，一類是大量需要的營養素，主要有三種，分別是是碳水化合物、脂肪和蛋白質；另一類是微量營養素，分別是維生素、礦物質和膳食纖維。除了這兩類之外，就是看似平常但其實非常重要的水了。對糖尿病患者來說，主要是控制攝入第一類大量需要的營養素，即碳水化合物、脂肪和蛋白質。

還應保證維生素B_1、維生素B_2、尼克酸等B族維生素和維生素C、鈣、磷、鋅、鉻、銅、碘等礦物質的攝入，以促進碳水化合物代謝。特別是維生素B_1與維生素C，可有效防止或緩解糖尿病患者微血管病變以及神經系統併發症。

哪些維生素對糖尿病併發症具有防治作用

許多人患糖尿病或者引發多種併發症，一般都與相關維生素缺乏有關，以下一些維生素就對防治糖尿病及其併發症具有較好的防治作用。

1.**維生素B_1**：由於糖尿病患者經常處於高血糖狀態，在糖代謝過程中會消耗大量維生素B_1，所以可能會經常處於維生素B_1潛在不足狀態。如果維生素B_1不足時，就可能引起周圍神經功能障礙，嚴重時還可能引發急性出血性腦灰質炎，因而要在醫生指導下補充維生素B_1。富含維生素B_1的食物有猴頭菇、榛子、豌豆、黃豆、小米、腰果、紅小豆、甲魚、雞肉等。

2.**維生素B_6**：由於維生素B_6與糖原異生、糖酵解等相關的輔助作用有關，可使人體組織代謝正常進行，緩解由於糖尿病引起的腎臟病變。維生素B_6還能預防糖尿病性視網膜病變、減少血中糖化血紅蛋白，改善糖耐量。富含維生素B_6的食物有開心果、豬肝、黃豆、黑米、鵪鶉、鮭魚、綠茶、香菇等。

3.**維生素C**：維生素C具有預防糖尿病性血管病變和感染性疾病的作用，缺乏維生素C會使糖耐量顯著下降。富含維生素C的食物有草菇、蕈菜、芥藍、青椒、奇異果、苦瓜、荔枝、柚子等。

4.**維生素E**：為適應血糖變化，糖尿病患者血中糖化血紅蛋白增加的同時，維生素E濃度也隨之升高，這是為防止血糖過高引起的有害作用而出現的反應。如果維生素E不隨之增加，一旦這種平衡遭到破壞，將會使血管內皮細胞受損，再加上低密度脂蛋白膽固醇在血管壁進行的氧化反應，就可能引起心腦血管併發症。富含維生素E的食物有橄欖油、芝麻油、核桃、榛子、黃豆、杏仁、石花菜、綠豆、水發木耳、四季豆、青椒等。

以上維生素雖然對糖尿病併發症具有較好的預防作用，但並不是愈多愈好，如果過量進食，也有可能引起不良後果。因此，補充以上維生素之前，最好詳細諮詢專科醫生。

哪些元素對糖尿病併發症具有防治作用

經研究發現，一些微量元素具有與胰島素相似的降糖效應，而且對防治併發症也有較好作用，所以糖尿病患者適當補充這些元素，可對糖尿病有較好的治療效果。

1.**硒**：硒具有與胰島素相同的調節糖代謝的生理活性，可明顯促進細胞對糖的攝取，改善糖、脂肪等物質在血管壁上的沉積，所以具有降低血液黏稠度，減少動脈硬化及冠心病、高血壓等血管併發症發病率的作用。富含硒的食物有魷魚、梭子蟹、海參、大黃花魚、帶魚、豬肝、海蜇皮、牛肉等。一般來講，動物的腎含硒量相當於肝的4倍，而肝的含硒量又比肉高4倍。在瘦肉中牛肉含硒量最高。

2.**鎂**：研究表明，缺鎂會阻斷胰島素各種效應的發揮，干擾細胞代謝的正常進行。糖尿病患者併發心、腎、視網膜及神經病變合併症也可能與缺鎂有一定關係，所以鎂又被稱為「胰島素的第二信使」。據測定，糖尿病患者平均每日每公斤體重丟失0.022毫克的鎂，在血清鎂很低的情況

下，仍有大量鎂從尿中排出。為此，糖尿病患者在控制血糖的同時，應補充鎂，這樣可降低糖尿病併發症，尤其是心臟併發症，還會降低病死率。補鎂可改善糖耐量，減少胰島素的量。富含鎂的食物有炒西瓜子、榛子、蕎麥、蓮子、黃豆、綠茶、海參、黑米、海帶、綠豆、松仁、小米、紫菜等。

3.**鋅**：鋅可參與胰島素的合成與分泌，可穩定胰島素的結構與功能。人體如果缺鋅，血中胰島素水準就會下降，所以補鋅可增加人體對胰島素的敏感性，減輕或延緩糖尿病併發症的發生。富含鋅的食物有牡蠣、炒西瓜子、瘦羊肉、豬肝、梭子蟹、綠茶、南瓜子等。

4.**鈣**：由於持續性的高血糖會導致滲透性利尿，使大量的鈣從尿中流失，因而糖尿病患者患骨質疏鬆後病情會更加嚴重。因為血中鈣含量持續降低時，甲狀旁腺在長期刺激的作用下，會使破骨細胞活性增強，導致骨組織中的鈣游離進入血液，極易沉積在血管壁上，使血管失去彈性，最終發生動脈粥樣硬化。動脈硬化反過來又使骨供量不足，加重骨質疏鬆的症狀。因此對於糖尿病患者來說，適當補鈣是相當重要的。富含鈣的食物有芝麻醬、蝦皮、綠茶、豆腐乾、泥鰍、海參、紫菜、菊花茶、燕麥片等。

兩種需要特別注意的微量元素

除了上述元素對糖尿病防治具有良好的作用外，還有兩種微量元素對糖尿病防治有著特殊意義，分別是鉻與鉀。

1.**鉻**：鉻是人體必需的微量元素之一，雖然人體內正常只有5～10毫克的鉻，但它對人體許多生理功能的完成，特別是糖類代謝有著重要作用。所以鉻對糖尿病的防治具有特殊作用。鉻是胰島素的「加強劑」。因為鉻與尼克酸、谷胱甘肽一起組成的葡萄糖耐量因數，是胰島素的輔助因數，既具有增加胰島素的效能，有利於促進人體利用葡萄糖，又具有影響氨基酸在體內運轉的作用。

由於食物中只有可被乙醇提取的葡萄糖耐量因數，鉻才具有生物學活

性，所以食物含鉻總量不能完全用來評定食物中的鉻在營養中的作用。除大部分水果、蔬菜與蛋黃等，乙醇提取物無此種生物學活性外，其他食物都有，所以適當補充鉻對糖尿病防治是有積極意義的。

富含鉻的食物有蕎麥麵、小麥、乾酪、蛋類、蔗糖蜜、蘋果皮、香蕉、牛肉、啤酒、麵包、黑胡椒、紅糖、奶油、雞、玉米、玉米粉、牡蠣、馬鈴薯、植物油、麥麩、胡蘿蔔等，其中以黑胡椒、牛肉、麵包、菌類和啤酒中的鉻活性最高。

2.**鉀**：糖尿病患者除了要適當補鉻外，還要注意鉀在機體中的平衡。人體的大部分生物學反應過程都離不開鉀，尤其是酸鹼平衡以及心臟和血管功能的發揮，鉀都在其中扮演著非常重要的角色。

一般來講，健康人體內的鉀都處於平衡狀態。一是因為幾乎所有食物中都含有鉀，蔬菜和水果中含量最為豐富，所以人體一般不會缺鉀。另外，人體的細胞對鉀的吸收和儲存具有天然的保護性措施，可避免血中鉀濃度過高引起的毒性作用，使人體達到既不會缺鉀，也不會含鉀過多的狀態。但是，當糖尿病患者合併有心及腎的慢性併發症時，就應該注意少吃含鉀豐富的水果及某些鉀鹽藥物，以免血液中鉀含量過高。

還有一點值得重視的是，當糖尿病患者出現糖尿病酮酸中毒時，就應在醫生指導下適當補鉀。但是，當出現少尿或尿閉、腎功能不全徵象時，應嚴密觀察血中鉀的濃度和心電圖，因為血中含鉀過高或過低都會對心臟產生嚴重影響。

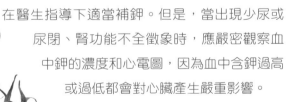

糖尿病患者的飲食原則是什麼

　　現代醫學把糖尿病患者的飲食原則概括成「總量控制、營養平衡」，或「總量控制、花樣翻新」。雖然說法不同，其核心都是總量控制，即控制總熱量；而除了要控制每日攝入的總熱量，還要做到食物多樣化，以求達到營養均衡。具體來講，糖尿病患者主要應該把握以下兩條飲食原則：

一、控制總熱量

　　要在規定的熱量範圍內做到飲食規律，不能饑一頓飽一頓，每頓飯吃七八分飽即可。

　　糖尿病患者的治療中，無論是藥物治療或者非藥物治療，控制飲食的總熱量攝入都是必須嚴格執行的。簡單地說，因為飲食攝入的總熱量是影響血糖變化的重要因素，所以糖尿病患者要嚴格控制每日食物中攝入的總熱量。這與糖尿病患者自身的胰島素分泌不足或者不能分泌有直接的因果關係。現代醫學證明，凡是健康的人，進食後血糖都會升高，血糖升高時胰島素分泌也相應增多，就會使升高的血糖很快降下來，維持在正常水準。但由於糖尿病患者胰島功能減退，胰島素分泌不會因血糖升高而增加，因而無法有效降低血糖值。如果長此以往，就會形成惡性循環，使胰島組織進一步受到損害，胰島功能進一步減退，最終使病情進一步惡化，甚至產生一系列併發症。

　　我們提倡糖尿病患者少量多餐，定時進餐。對於未用任何藥物，單純靠飲食調節來控制血糖的患者來說，每天至少要進食3餐，且要定時定量，兩餐之間要間隔4～5小時。注射胰島素的患者或者容易出現低血糖的患者，應該在兩次正餐之間加餐1次，即從3次正餐中留出一部分食物放到加餐中食用。這樣既可避免藥物作用達到高峰時出現低血糖，也可避免一

天飲食總量過少，影響患者的體力和體質。一般加餐時間可放在上午9～10點、下午3～4點及晚上睡覺前1個小時。

長期堅持，就能使血糖、血脂等指標達到或接近正常水準，達到保持正常體重、維持正常生活需要、遏制病情發展、減少併發症的目的。

糖尿病患者最好根據自己的情況或醫生的建議來安排飲食，如果當天攝入的熱量已經達到限制，而仍有饑餓感，可以繼續吃一些瓜果、青菜、燕麥等熱量低的食物，然後要做一些可加大消耗的運動。

二、平衡膳食

要保證飲食結構合理，不能依口味進食，要科學地進行食物選擇。具體可總結歸納成：主食粗細搭配，副食葷素搭配，以植物性為主、動物性為輔。

1.**合理攝入碳水化合物**：碳水化合物是各種類型糖的總稱，主要包括：單糖（葡萄糖、果糖、半乳糖等）、雙糖（蔗糖、乳糖、麥芽糖等）、多糖（澱粉類）。人體單糖和雙糖的吸收比多糖快，它們在腸道內不需要消化酶，可以被直接吸收進血液，使血糖迅速升高。過多攝入含單糖和雙糖的食物，會使體內甘油三酯合成增強並使血脂升高，還會導致周圍組織對胰島素作用的不敏感，從而加重糖尿病病情。但是當患者出現低血糖時，則要補充單糖或雙糖，以使血糖迅速回升到正常水準。

減少單糖和雙糖攝入的小竅門

● 不飲用含蔗糖的茶、飲料、咖啡、牛奶等。
● 不用或少用奶油或黃油。
● 不大量食用蜂蜜。
● 選用無蔗糖優酪乳和燕麥片。
● 用人工甜味劑製品代替糖製品。

2.採用低脂飲食：脂肪是人體的主要組成成分，是儲存人體所需能量的「能量庫」。脂肪主要來源於各種食材，除此之外就是食用油。食用油是人體脂肪的主要來源，也是必需脂肪酸亞油酸和α-亞麻酸及維生素E的來源，但如果食用油攝入太多，超出總熱量控制範圍，會引起血糖升高，還可能引起高脂血症，導致心腦血管疾病等併發症。對正常人而言，每人每天食用油攝入量應為25克；對糖尿病患者來說，脂肪類攝入量應占總熱量的20%～30%，平均每人每天食用油攝入量應控制在20克以下，因為攝入的肉、蛋、乳以及某些堅果中所含的脂肪也應算在總數之內。

減少脂肪攝入的小竅門

- 不吃動物油、肥肉和煎炸類食品。
- 烹調時儘量少放油。炒菜時先將鍋充分預熱，稍加油即可，放入食材後用大火快速翻炒。在炒之前將食材焯一下，用油更少。
- 用各種調味品代替油脂，既能嘗到好滋味，又能贏得健康。
- 選擇瘦肉。
- 吃雞、鴨等禽肉時，去除外皮和脂肪層。
- 吃烤肉時將油脂滴完再吃。
- 儘量選用低脂、脫脂乳製品，不用黃油或奶油。

3.適量選擇優質蛋白質：蛋白質是生命的基礎，也是構成人體細胞的主要成分和供給能量的主要來源之一。一般情況下，糖尿病患者的蛋白質攝入量應該和正常人相同，甚至稍微多一些。在沒有損害腎臟的情況下，每天攝入的蛋白質應占總熱量的10%～20%，如果有腎臟受損的情況，蛋白質攝入過多，其代謝產物會增加腎臟負擔，繼而損害腎功能。如果按體重計算，中等體型的糖尿病患者每日所需總蛋白質量在0.8～1.2克，營養不良或體質瘦弱的糖尿病患者可增加到1.5～2克。但是糖尿病患者也要注

意，由於富含蛋白質的食物大都含有大量的脂肪，因此，在選用時要注意其脂肪的含量。

如何選擇優質蛋白質

- 每天吃1個雞蛋。
- 每週吃2～3次魚。
- 適量選擇瘦豬肉、瘦牛肉、瘦羊肉等低脂肪肉類。
- 每天吃適量的豆製品，這樣可以提供低脂肪、高蛋白的植物性蛋白質。
- 每天飲用無糖優酪乳、喝鮮牛奶1～2杯。
- 可以吃少量堅果，因為堅果也是蛋白質的良好來源。

4.**提倡高膳食纖維飲食**：膳食纖維在一定程度上能夠減緩食物在胃腸道消化和吸收的速度，使糖分的吸收維持緩慢而穩定的狀態，使血糖維持較正常的濃度。膳食纖維還能增加飽腹感，減少熱量攝入，有利於糖尿病患者控制體重。因此，糖尿病患者飲食中要增加膳食纖維的量，建議每天攝入20～35克。全麥、燕麥、大麥、豆類、蔬菜和水果中都含有豐富的膳食纖維，同時還能提供充足的營養，適合糖尿病患者食用。

膳食纖維雖然好，但是不宜攝入過量，否則會引起鈣、鐵、鋅等重要礦物質和一些維生素的吸收和利用減少，使之隨糞便的排出量增加，導致營養素缺乏症。另外，過多地攝入膳食纖維會引起腹瀉、腹脹、腹痛等症狀，還會引起排便次數和排便量的增加。

5.**減少食鹽攝入**：減少食鹽攝入對糖尿病患者來說有著重要的意義。現代醫學研究表明，食鹽中的鈉離子能夠增強澱粉酶的活性，進而促進澱粉消化和促進小腸吸收游離葡萄糖。糖尿病患者攝入過多的鹽，血糖濃度就會增高，極易導致病情加重，還會誘發高血壓病，並且會加速和加重糖尿病大血管併發症的發展。正常情況下，一個成年人每天食鹽攝入量應為

6克，糖尿病患者應為4克以下，如果合併高血壓、冠心病、腦血管病變或腎臟疾病，每天應控制在2克以內，其中包括食用的醬油。一般20克醬油中約含鹽4克。

6.最好不要飲酒：醫學研究表明，酒對糖尿病的控制及預防併發症的發生和發展有一定的影響。用胰島素治療的糖尿病患者，空腹飲酒極易出現低血糖。用磺脲類降糖藥物的患者，飲酒會引起心慌、氣短、面頰發紅等症狀。由於過量飲酒而引起糖尿病性酮酸中毒的患者並不罕見。輕度糖尿病患者如欲飲酒，只能少量飲用酒精濃度低的啤酒或白酒，要避免喝有甜味的酒，並且避免空腹飲用。重症合併肝膽疾病者嚴禁飲酒。

走出常見飲食誤區

1.控制飲食就是饑餓療法：許多糖尿病患者認為採用「饑餓療法」才能控制血糖升高，尤其是要少吃主食。其實，這是對飲食控制的一種誤解。一般來講，糖尿病患者每天需攝入200～350克米麵類的主食，如果按照總熱量分配來說要達到50%。有些患者如果不控制主食的攝入量，血糖就會升高，長期下去病情就會惡化。但如果怕血糖升高而不吃主食，用蔬菜和肉類代替，這同樣是不科學的，因為如果人體攝入碳水化合物不足，會長期處於半饑餓狀態，最終會導致「饑餓性酮症」，對身體造成嚴重危害。而且，長期採取「饑餓療法」還會引起多種營養素的缺乏，使人體的抵抗力下降，增加患病的機會。所以，即使是空腹血糖高於11毫摩爾/升，每天吃主食也不可少於150克。

2.「無糖食品」不含糖可以隨意吃：「無糖食品」並非真正無糖，通常「無糖食品」不含蔗糖，但都加了甜味劑。這些甜味劑具有口感甜、熱量低的特點，對血糖值也沒有明顯的影響，適當攝取是可以的。但絕大多

數「無糖食品」的主要成分還是糧食，這些糧食中所含的碳水化合物（也就是糖），經消化分解後，會變成大量的葡萄糖。如果糖尿病患者被其假像所蒙蔽，無節制地攝入這些無糖食品，就會有血糖升高，病情惡化的可能。還有一些所謂的「降糖食品」，儘管有些食品添加了膳食纖維或者鉻等礦物質，降低了這種食品的升糖指數，但如果過多食用，不僅達不到降糖功效，反而會使血糖失控。所以，糖尿病患者應該在專科醫生指導下適當選用含有甜味劑的食品。選購時，要到無糖食品專賣店或者正規超市去購買，要選擇那些正規大型企業的產品，並要詳細看清成分標示，看添加了哪些甜味劑，絕不能盲目購買。同時，也不能過量食用，食用時一定要計算好總熱量，並將其納入每日所攝入的熱量總量當中。此外，還要隨時檢測血糖變化，以驗證這些食品對血糖的影響。

3.**主食吃得越少血糖越不容易升高**：許多糖尿病患者認為主食主要含有碳水化合物，吃主食容易升血糖，所以要控制主食的攝入，主食吃得越少越好。其實這種觀點是不正確的。第一，由於主食攝入不足，總熱量無法滿足人體代謝的需要，從而導致體內蛋白質、脂肪過量分解，身體消瘦、營養不良，甚至產生饑餓性酮症。第二，由於主食攝入很少，糖尿病患者就會誤認為已經控制了飲食量，從而對油脂、肉蛋類、零食等食物不加控制，使每天攝入的總熱量超過控制範圍，這樣容易併發高血脂和心腦血管疾病，最終導致飲食控制失敗。

4.**少吃一頓可以不吃藥**：有些糖尿病患者認為不吃飯就不用服用降糖藥了，所以就自作主張每天少吃一頓飯。其實，服用降糖藥的目的並非僅僅為了抵消飲食所導致的高血糖，還為了降低體內代謝和其他升糖激素所致的高血糖。如果不按時吃飯還容易導致餐前低血糖而發生危險，並且因為少吃了一餐，必然導致下一餐要多吃，這樣血糖忽高忽低，不穩定。因此，建議糖尿病患者一定要定時定量地吃飯和服藥。

5.**食物吃多了，加大降糖藥劑量就OK**：一些糖尿病患者在感覺特別餓的時候經常忍不住多吃一些飯，然後又擔心血糖會升得太高，就擅自加大

服用降糖藥的劑量，認為只要多吃點降糖藥就能把多吃的食物抵消掉。其實，這樣做不但使飲食控制失去意義，而且增加了胰腺的負荷，同時增加了低血糖及降糖藥物毒副作用發生的可能性，對穩定血糖、控制病情是十分有害的。

6.**注射胰島素後就飲食無憂了**：這種觀點是十分危險的，因為胰島素治療的目的是為了平穩地控制血糖。胰島素的使用量必須在飲食固定的基礎上才可以調整。如果不嚴格控制飲食，血糖會更加不穩定。因此，胰島素治療必須與飲食治療相配合，才會發揮應有的療效。

安心小叮嚀

糖尿病是慢性病，在藥物治療的同時，最好堅持飲食治療。只要堅持不懈地天天執行，相信會取得控制血糖、避免併發症發作的良好效果。

細節決定飲食控制的成敗

1.調整用餐順序

● 飯前先吃一些生菜、黃瓜、或番茄等可生吃的蔬菜，然後再吃主食和熱菜。

●如果要喝湯，那麼就在飯前喝。

2.改變用餐方法

● 細嚼慢嚥：喝湯不要端起碗喝，既不文明又不雅觀，用小勺一勺一勺喝；吃飯一口一口吃，不要狼吞虎嚥。

●在餐桌上吃，不要端碗盛上菜到處走。

●吃飯要一心一意，不要邊吃飯邊看電視或做其他事。

●飯要一次盛好，不要一點一點盛飯，這樣容易吃過量。

● 吃完飯要立即放下筷子，離開餐桌，
不要養成吃完了還不下桌的習慣。

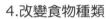

● 不吃剩菜、剩飯。

● 吃完飯立即刷牙。

3.改變用餐習慣

● 少量多餐，少吃多動，少細多
粗，少稀多乾，少鹽多醋，少葷多素，少
肉多魚，少油膩多清淡，少吃零食，少煙多
茶。

4.改變食物種類

● 吃帶葉、莖類蔬菜，少吃根、塊莖的菜。

● 不吃油炸食物或過油的食物。

● 喝湯去掉上面的油。

● 吃瘦肉或去皮和肥肉的禽肉。

● 不要吃含澱粉高的食物，如果吃要交換主食。

● 血糖控制好時在兩餐中間可吃含糖量少的水果，但不要喝果汁。

5.改變烹調方式

● 蔬菜儘量粗加工，切片比切絲好，熗炒比燉湯好。

● 吃汆、煮、蒸、拌、鹵的菜比吃煎、炸、炒的菜好，可以減少油脂
的攝入。

● 炒菜多放調料少放油。

● 烹調時不要勾芡，澱粉含糖高。

● 吃魚以清蒸的為好。

● 吃刺多的魚比刺少的魚好，因為可以減緩進餐速度，增加飽腹感。

● 吃帶骨頭的肉比吃燉肉好，既滿足食欲要求，吃進的肉量又不大。

● 吃肉絲比吃肉片、肉排和紅燒肉好。

食物的升糖指數對
糖尿病患者控制飲食有什麼意義

　　升糖指數是食物血糖生成指數的簡稱，也就是指含50克碳水化合物的食物，與相同數量的葡萄糖在兩小時內升高血糖速度的比值，一般用GI表示。

　　由於食物升糖指數可表示人吃進食物後，在一定時間內血糖上升的速度和峰值，是衡量食物引起餐後血糖反應的一項有效指標，所以得到世界衛生組織（WTO）和國際糧農組織（FAO）的認可，並正式肯定了食物血糖生成指數在營養學領域的重要地位。

　　食物血糖生成指數可分為三個等級，詳見下表：

食物血糖生成指數數值表（%）

食物血糖生成指數等級	食物血糖生成指數數值
低等	GI＜55
中等	55＜GI＜70
高等	GI＞70

　　據營養學家研究，血糖生成指數數值小於55的食物，因其在腸胃中停留時間較長，葡萄糖釋放和進入血液較緩慢，所以是適合糖尿病患者的飲食；而升糖指數大於70的食物則恰恰相反，所以對病情不利，最好不吃。如果血糖控制的情況較好，可適量食用血糖生成指數為中等的食物。

　　正確掌握食物升糖指數，可使糖尿病患者更合理地控制飲食。食物升糖指數與食物中的膳食纖維含量、其他化學成分及食物加工方法等都有著密切關係。食物中膳食纖維含量越高，升糖指數越低，另則反之。此外，

食物加工時間越長，溫度越高，升糖指數就越高，否則反之。比如豆類的升糖指數就比穀類低，大麥低於小麥。而同樣是大米，做成粥就比做成米飯升糖指數高等。再者，食物的合理搭配也可使升糖指數降低，比如米飯加蒜苗，大米加玉米碴煮，饅頭加牛肉，或者吃米飯時多吃些蔬菜，也可降低升糖指數。

但糖尿病患者要注意的是，儘管吃升糖指數低的食物有利健康，但並不意味著攝入低指數食物多多益善，最重要的還是要遵循飲食治療的原則。要在控制總熱量和平衡膳食的基礎上，儘量選擇食用升糖指數低的食物，才是聰明的選擇。

主要食物升糖指數一覽表

類別	食物名稱	升糖指數	類別	食物名稱	升糖指數
糧豆類	即食米	91	果品類	乾棗	103
	精米	88		西瓜	72
	糙米	59		鳳梨	66
	麵粉	75		葡萄乾	64
	小米	75		香蕉	62
	蕎麥	54		木瓜	58
	全麥	41		芒果	55
	玉米	40		奇異果	52
	大麥	22		橘子	43
	黃豆	15		葡萄	43
	扁豆	29		桃	42
	豌豆	33		蘋果	38
	饅頭	70		梨	36
	大米飯	66		草莓	32
	白煮麵條	41		李子	24

糖尿病患者應該怎樣安排日常飲食

計算每天所需熱量

每個糖尿病患者每天需要攝入的總熱量是不一樣的。一般來講，糖尿病患者每天需要攝入的總熱量，與其身高、體重、年齡、性別以及職業有關。也就是說，不同的年齡、性別、身高、體重和不同的勞動強度，會有不同的熱量消耗，所以總熱量的攝入沒有統一的固定值，要因人而異。以保證基本代謝需要為前提，為了保持每天攝入總熱量與每天所消耗的熱量達到平衡，通常的做法是維持體重正常，即保持健康體重。

1.判斷自己的體重情況

判斷體重情況可通過下面兩種方法，第一種是以肥胖度來判斷自己的體重情況。

標準體重最常用的計算公式為：身高（公分）－105

肥胖度=（實際體重－標準體重）/標準體重×100%

數值在－10%～+10%為正常；+11%～+19%為偏胖；大於+20%為肥胖；－11%～－19%為偏瘦；小於－20%為消瘦。

第二種是用體重指數來判斷，體重指數一般用BMI表示。只要套用下面的公式算出自己的體重指數就可以：體重（公斤）÷身高（公尺）^{2}

體重指數（BMI）標準表

體重類型	體重指數（BMI）
肥胖	BMI≧28
超重	24≦BMI＜28
正常	18.5≦BMI＜24
過輕	BMI＜18.5

例如：張先生，38歲，從事電腦軟體發展工作，身高170公分，體重85公斤，張先生的標準體重=170－105=65公斤，他的體重指數（BMI）=85÷（1.7）^{2}=29.4，屬於肥胖。

2.根據每個人的勞動強度計算每天所需要的總熱量

在每天承受同樣勞動強度的情況下，每天需要攝入的總熱量應該是遞減的，肥胖者需要熱量最低，消瘦者最高，正常者居中。糖尿病患者應該根據自己的勞動強度和自己的標準體重來計算自己每天需要的總熱量。

每天所需總熱量=標準體重（公斤）×每日每公斤標準體重需要的熱量（千焦），請參考下表：

不同類型成人糖尿病患者每日能量供給係數參考表（千焦/公斤標準體重）

勞動強度	肥胖	超重	正常	過輕
休息狀態（臥床等）	＜80	60～80	80～100	100～120
輕體力狀態（坐辦公室、家務等）	＜100	80～100	120	140
中體力狀態（司機、農務等）	＜120	120	140	160
重體力狀態（搬運、裝卸等）	＜140	140	160	180～200

上例中張先生每日所需總熱量為：65×（80～100）=5200～6500千焦

3.計算三大營養素所占的熱量

中國營養學會推薦的正常成人每日膳食中三大生熱營養素的生熱比為：碳水化合物供給的熱量占總熱量的55%～65%，脂肪占20%～30%，蛋白質占12%～14%。糖尿病患者應該根據這個比例來計算每日三大營養素所占的熱量。

營養素所占熱量=每天需要總熱量×該營養素供給的熱量占總熱量的百分比

根據這一公式，上例中張先生需要的熱量最多可為：

碳水化合物：6500×（55%～65%）=3575～4225千焦

脂肪：6500×（20%～30%）=1300～1950千焦

蛋白質：6500×（12%～14%）=780～910千焦

4.計算三大營養素每天所需要的量

蛋白質、脂肪、碳水化合物這三大營養素的生熱係數並不相同，分別為：16千焦/克、36千焦/克和16千焦/克。所以，糖尿病患者每天所需三大營養素的量分別為：

蛋白質每天所需要的量=蛋白質供給的熱量÷16

脂肪每天所需要的量=脂肪供給的熱量÷36

碳水化合物每天所需要的量=碳水化合物供給的熱量÷16

上例中張先生每天所需三大營養素的量分別是：

碳水化合物：（3575～4225）÷16=223～264克

脂肪：（1300～1950）÷36=36～54克

蛋白質：（780～910）÷16=49～57克

一日三餐怎樣分配

1.確定三餐熱量分配比例

單純進行飲食控制的人，可按照自己的飲食習慣，將早餐、午餐、晚餐按照1/5、2/5、2/5的比例或者1/3、1/3、1/3的比例進行分配。

如果加餐，應該從上一餐的熱量總數中減去相應的量。總之，一天的熱量要嚴格限定在標準範圍之內。一般來說，加餐的最佳時間段是上午9～10點、下午3～4點和晚上睡前1小時。加餐的食物要有選擇：上午和下午的加餐可稍微隨便一點，無糖麵包和餅乾或者豆腐乾等都可以，晚間的加餐品種可豐富一些，除少量主食外，最好吃一些含有豐富優質蛋白質的食物，如瘦肉、雞蛋或魚蝦等，以防止夜間出現低血糖的現象。

2.確定主食量

主食是指大米、小米、玉米、麵粉等富含碳水化合物的食物，是全天食物中熱量的主要來源。主食吃得多與少都會影響血糖的控制，且碳水化合物還有刺激胰島素分泌的作用，因此建議糖尿病患者適當提高碳水化合物的比例，每天碳水化合物產熱比應不低於50%。可根據個人每日需要的熱量來折合成主食的進食量。

不同熱量下的主食量			
每日所需熱量	推薦每日主食量	每日所需熱量	推薦每日主食量
4800千焦	約為150克	5200千焦	約為175克
5600千焦	約為200克	6000千焦	約為225克
6400千焦	約為250克	6800千焦	約為275克
7200千焦	約為300克	7600千焦	約為325克
8000千焦	約為350克	8400千焦	約為375克
8800千焦	約為400克	9200千焦	約為425克

3.確定副食量

一般情況下，我們推薦糖尿病患者每日副食以及用量如下表：

副食種類	推薦每日用量
牛奶或乳製品	250克
瘦肉	100～150克
蔬菜	500克
中等大小雞蛋	1個（或蛋清2個）
豆類及其製品	50～100克
水果	200克（在血糖比較穩定的情況下食用）
油脂	不超過25克

通過食物交換份，讓你飲食豐富又健康

什麼是食物交換份？

　　「食物交換份」是目前國際上通用的糖尿病飲食控制方法，是指將食物按照來源、性質分成幾大類。同類食物在一定重量內，所含的蛋白質、脂肪、碳水化合物和熱量相似。不同類食物間所提供的熱量也大致相等。食物交換份的應用可以使糖尿病食譜的設計趨於簡單化。糖尿病患者可根據自己的飲食習慣、經濟條件、季節以及市場供應等具體情況選擇食物，搭配一日三餐。在不超出全天總熱量、且保證營養充足的前提下，使膳食更加豐富多彩。

　　營養學專家建議將食物分為4大類8小類，每份食物所含熱量基本相同為360千焦，同類食物可任意互換。

食品交換的4大組（8小類）內容（質量均指生重）							
組別	**穀薯組**	**果蔬組**		**油脂組**		**肉蛋組**		
類別	穀薯類	水果類	蔬菜類	堅果類	油脂類	肉蛋類	大豆類	乳製品
熱量（千焦）	360	360	360	360	360	360	360	360
每份質量（克）	25	200	500	15	10	50	25	160

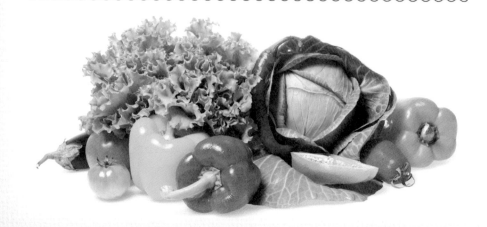

熱量		4800	5600	6400	7200	8000	8800
交換類別	單位	14	16	18	20	22	24
穀薯類	重量	150	200	250	300	350	400
	單位	6	8	10	12	14	16
果蔬類	重量	500	500	500	500	500	500
	單位	1	1	1	1	1	1
肉蛋豆類	重量	150	150	150	150	150	150
	單位	3	3	3	3	3	3
奶類	重量	250	250	250	250	250	250
	單位	1.5	1.5	1.5	1.5	1.5	1.5
油脂類	重量	20	20	20	20	20	20
	單位	2	2	2	2	2	2

不同熱量糖尿病患者的飲食內容

計量單位：熱量（千焦）
重量（克）

食品交換份的優點

1.**易於達到膳食平衡**：只要每天膳食包括4大類8小類食品，即可達到膳食平衡。

2.**利於控制總熱量**：4大類和8小類食品中每份所含熱量均為360千焦，這樣便於計算每天攝取多少熱量。

3.**利於飲食花樣翻新**：同類食品任意選擇，讓患者不再感到飲食單調，進而覺得進餐是一種享受，而不是一種負擔。

4.**利於靈活掌握**：患者只要掌握了糖尿病飲食治療的知識，就可根據自己的病情，在原則內靈活運用。

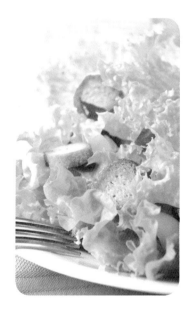

等值穀薯類食品交換

（每交換份穀薯類提供蛋白質2克，碳水化合物20克，熱量360千焦） 單位：克

食品	重量	食品	重量
大米、小米、糯米、薏米	25	乾蓮子、乾粉條	25
麵粉、米粉	25	油條、油餅、蘇打餅乾	25
高粱米、玉米渣	25	燒餅、烙餅、饅頭	35
玉米麵、蕎麥麵、苦蕎麵	25	鹹麵包、窩頭	35
燕麥片	25	生麵條、蒟蒻生麵條	35
混合麵	25	馬鈴薯	100
各種掛麵、龍鬚麵、通心粉	25	濕粉皮	150
綠豆、紅豆、乾豌豆	25	鮮玉米（中等大小1個）	200

等值肉蛋類食品交換

（每交換份肉蛋類提供蛋白質9克，脂肪6克，熱量360千焦） 單位：克

食品	重量	食品	重量
熟火腿、香腸	20	蟹肉、水發魷魚	100
肥瘦豬肉	25	雞蛋、鴨蛋、皮蛋（1大個帶殼）	60
熟叉燒肉（無糖）	35	鵪鶉蛋（6個帶殼）	60
熟醬牛肉、熟醬鴨、大肉腸	35	雞蛋清	150
瘦豬肉、牛肉、羊肉	50	帶魚	80
帶骨排骨	50	草魚、鯉魚、甲魚、比目魚	80
鴨肉	50	大黃魚、鱔魚、黑鰱魚、鯽魚	80
鵝肉	50	對蝦、青蝦、鮮貝	80
兔肉	100	水發海參	3510

等值蔬菜類食品交換

（每交換份蔬菜類提供蛋白質2克，碳水化合物20克，熱量360千焦） 單位：克

食品	重量	食品	重量
大白菜、高麗菜、菠菜	500	白蘿蔔、青椒、茭白、冬筍	400
韭菜、茴香、茼蒿	500	南瓜、花菜	350
芹菜、芥藍、萵筍	500	鮮豇豆、扁豆、洋蔥、蒜苗	250
冬瓜、苦瓜、黃瓜、絲瓜	500	胡蘿蔔	200
番茄、茄子	500	山藥、荸薺、藕、涼薯	150
空心菜、莧菜、龍鬚菜	500	茨菇、百合、芋頭	100
綠豆芽、鮮蘑、水發海帶	500	毛豆、鮮豌豆	70

等值大豆類食品交換

單位：克

（每交換份大豆類提供蛋白質9克，脂肪4克，碳水化合物4克，熱量360千焦）

食品	重量	食品	重量
腐竹	20	豆腐乾	50
大豆（黃豆）	25	板豆腐	100
大豆粉	25	嫩豆腐	150
豆腐皮	50	豆漿（黃豆1份加水8份，磨成漿）	400

等值水果類食品交換

（每交換份水果類提供蛋白質1克，碳水化合物21克，熱量360千焦） 單位：克

食品	重量	食品	重量
柿子、香蕉、鮮荔枝（帶皮）	150	李子、杏（帶皮）	200
梨、桃、蘋果（帶皮）	200	葡萄（帶皮）	200
橘子、柳丁、柚子（帶皮）	200	草莓	300
奇異果（帶皮）	200	西瓜	500

等值奶類食品交換

單位：克

（每交換份奶類提供蛋白質5克，脂肪5克，碳水化合物6克，熱量360千焦）

食品	重量	食品	重量
奶粉	20	牛奶	160
脫脂奶粉	25	羊奶	160
乳酪	25	無糖優酪乳	130

等值油脂類食品交換

（每交換份油脂類提供脂肪10克，熱量360千焦）單位：克

食品	重量	食品	重量	食品	重量
花生油	10	豬油	10	核桃、杏仁	25
玉米油、菜子油	10	牛油	10	花生米	25
豆油	10	羊油	10	葵花子（帶殼）	25
紅花油	10	黃油	10	西瓜子（帶殼）	40

怎樣制定健康食譜

下面，我們用具體的實例來演示一下如何制定糖尿病患日常食譜：

王女士，50歲，身高165公分，體重80公斤，辦公室職員。患病5年，一直採用飲食治療，無併發症。

第一步：判斷自己的體重情況

王女士標準體重=身高（公分）－105=165－105=60公斤

BMI=實際體重（公斤）÷身高（米）^{2}=80÷（1.65）^{2}=29.3

對照「體重指數（BMI）標準表」，可知王女士屬於肥胖。

第二步：計算每天所需的總熱量

王女士的工作是辦公室職員，屬於輕體力勞動者，對照「不同類型成

人糖尿病患者每日需要總熱量參考值表」，可知王女士每天每公斤標準體重需要的熱量（千焦）=60×（80～100）=4800～6000千焦

第三步：計算食物交換份份數

（4800～6000）÷360=14～17份

第四步：擬定食譜

根據「不同熱量糖尿病患者的飲食內容」，結合「食物交換份4大組（8小類）」內容，依照自己的習慣和嗜好確定食譜。

食譜舉例	
食譜	**利用食品交換份可改為下列食譜**
早餐	
豆漿1杯（200克）、花卷70克煮雞蛋1個（帶皮60克）、拌白菜心（大白菜100克，芝麻油2克）	牛奶1杯（250克）、饅頭（70克）鴨蛋1個（帶皮60克）、拌芹菜絲（芹菜100克、芝麻油2克）
9點～10點加餐	
蘋果1個（150～200克）	桃1個（150～200克）
午餐	
米飯（大米75克）、番茄燉牛肉（牛肉25克，番茄100克）、拍黃瓜（黃瓜150克）、烹調用油10克、食鹽＜2克	烙餅75克、青椒肉絲（瘦豬肉25克，青椒100克）、清炒油麥菜（油麥菜150克）、烹調用油10克、食鹽＜2克
晚餐	
雜麵饅頭（麵粉25克，小米麵25克）、清蒸魚（草魚100克）、炒花椰菜（100克）、烹調用油8克、食鹽＜2克	米飯（大米75克）、白菜雞片（大白菜、雞胸肉各50克）、香菇油菜（鮮香菇、油菜各50克）、烹調用油8克、食鹽＜2克
睡前半小時加餐	
蘇打餅乾25克	燕麥片粥（無糖燕麥片25克）

安心小貼士

1.生熟食物如何交換？

　　食物煮熟後，品質會發生很大的變化。我們在書中介紹的食材一般指生重，但實際生活中，很多情況下人們都會稱量熟重，所以在應用食物交換份時要注意食物生熟重量互換的關係。例如：50克大米可以和130克米飯互換；50克麵粉可以和75克饅頭互換；50克生肉可以和35克熟肉互換。

2.同類食物如何互換？

　　不同主食之間、各種蔬菜之間、各種水果之間、各種肉類之間、各種豆製品之間、油脂和各類堅果類食物之間，都可以按照互換量互換。例如：50克大米可以和50克小米互換；35克燒餅可以和25克燕麥片互換。

3.營養素含量相近的食物可以互換嗎？

　　食物交換份最大的優點就是能夠讓糖尿病患者的食物多樣化，即使是不同類的食物，只要營養素的含量相似就可以互換。但是這種互換顯得比較複雜，例如：25克主食可以和200克蘋果互換；35克饅頭可以和200克橘子互換；50克牛肉可以和100克豆腐互換；200克奇異果可以和500克蔬菜互換；50克瘦肉可以和10克油或者20粒花生米互換。

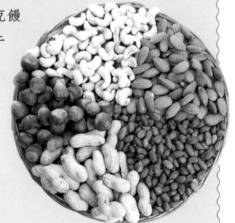

第 2 章
吃對食物，
輕鬆控制血糖

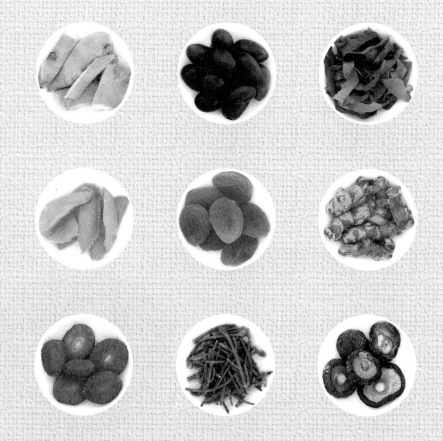

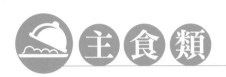
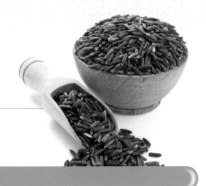

主食對穩定血糖有什麼益處

1.**糧食類食物**：糧食類食物包括穀類和豆類兩種，是人們日常飲食中不可缺少的食物。糧食類食物所含的碳水化合物、各種維生素、礦物質、熱量、蛋白質、脂肪、糖類、胡蘿蔔素等，都是維持人體運行和健康不可或缺的物質，對糖尿病患者來說，每日攝入適量的主食有著非常重要的作用。

2.**穀類食物**：穀類食物如大米、小米、玉米、麵粉、高粱和蕎麥等，是提供人體熱量的主要來源，而且礦物質和B族維生素也占相當相對密度，在小米和黃米中還含有少量的胡蘿蔔素和維生素E。雖說穀物是含糖量較多的食物，但穀物中也有許多利於控制血糖的成分，如纖維素，它能明顯改善高血糖，減少胰島素和口服藥劑量。另外，穀物中還含有較多的硒，可使視網膜上的氧化損傷降低，對預防併發眼部疾病有一定益處。

3.**豆類食物**：穀類食物如黃豆、黑豆、綠豆、豌豆、大豆、紅小豆、蠶豆等，含有較高的蛋白質，而且品質好，其中的氨基酸組成接近人體的需要，是優質蛋白。豆類食物及其製品含鈣質、鐵量也較高，並且營養豐富，易於消化。糖尿病患者的飲食治療應是在控制總熱量的情況下，根據三大營養物質相對密度來進行分配，其中碳水化合物占50%～65%、蛋白質占15%～25%。也就是說，攝入一定的糧食類食物不僅能夠滿足糖尿病患者對其他營養素的需求，還能為他們提供豐富的碳水化合

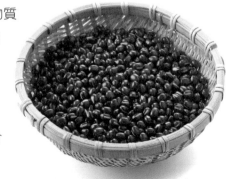

物及優質蛋白等營養物質，這對穩定糖尿病患者的血糖有著非同小可的意義。

主食吃多少為宜

主食是供給身體活動和維持生命機體熱量和蛋白質最經濟、最迅速的來源，如果糖尿病患者吃得過少，經常處於半饑餓狀態，會使機體的升糖激素增多和脂肪利用增多，容易分解成酮體，與糖尿病高血糖酮症一樣，屬於機體的危機狀態，對人體可能造成很大的損害。同樣，糖尿病患者如果主食吃得過多，血糖、尿糖指數就會升高，同樣不利於病情的控制。

科學地講，糖尿病患者的主食，應占每天進食總熱量的55%～65%，應根據患者的病情、體重和活動強度來計算每天進食主食的量。例如一個中等體形和輕活動量的糖尿病患者每天需要的總熱量為6400千焦，那麼他飲食中碳水化合物所占的熱量就是6400×60%=3840千焦，而1克碳水化合物產生的熱量是16千焦，那麼這名患者每天需要碳水化合物的量就是3840÷16=240克。如果按照碳水化合物占主食總量的75%來算，那麼這名患者每天需要的主食量就是240÷75%=320克。

專家建議，糖尿病患者在患病初期，每天宜攝取主食200克左右，以後可根據病情和用藥情況逐漸調整。輕體力勞動者每天主食的量應為200～300克，中等體力勞動者為300～400克，重體力勞動者每天主食的量應控制在400～500克為宜。

此外，糖尿病患者每天主食的量要靈活掌握，比如當血糖、尿糖偏高時，進食量要適當減少；當勞動強度增大時，主食量可比往常增加50～100克，也就是說，飲食量要隨著胰島素或體力活動的增減而增減。

哪些主食儘量不吃，哪些主食可適量少吃

儘量不吃：油條、月餅、餅乾、蛋糕、麻花、速食麵、漢堡、披薩、三明治、爆米花、粟米餅、油豆腐。

可適量少吃：饅頭、花卷、烙餅、燒餅、麵包、年糕、粽子、綠豆糕、紅小豆沙、油麵筋、臭豆腐、腐乳。

主食什麼時候吃合適

糖尿病患者的主食每天不可少，還要本著少食多餐的原則，這樣能避免飲食數量超過胰島的負擔，使血糖不至於一下升得過高，且因血糖下降時已進食，可避免發生低血糖反應。

對於病情穩定的輕型糖尿病患者，每日至少要確實進食早、中、晚三餐。三餐的主食量應作如下分配：早餐1/5、中餐2/5、晚餐2/5。對口服降糖藥且病情不穩定的患者，應該每天進食5～6次。為了不超出總熱量的攝入，應從三餐中勻出25～50克主食作為加餐用。對注射胰島素且病情穩定的患者，除了按照一日三餐的飲食原則外，還要嚴格按照注射後需等待半小時再進食的規定。

主食怎樣與其他食物合理搭配

糖尿病患者一日三餐吃主食時，必須要合理搭配其他類食物，如蔬菜類、肉類、奶類、蛋類、油脂類等，否則就會造成營養不均衡，加重病情。

糖尿病患者可以從蔬菜類和水果類中攝入一定量的維生素、微量元素及一部分糖；從肉類、奶類、蛋類中攝入動植物蛋白質，因為這些物質是人體內各種酶和某些激素的主要構成原料，如胰島素是由蛋白質組成的；從油脂類中攝入脂肪，脂肪在糖尿病患者飲食中應占總熱量的30%以下，脂肪性食物分動物性和植物性兩種，是人體不可缺少的能量來源。

　　總之，糖尿病患者不僅要吃一定量的主食，還要吃一定量的副食，做到食物多樣化，且科學合理搭配，這樣才能有效地穩定血糖、尿糖，達到控制病情的目的。

吃主食應該注意什麼問題

　　1.主食對糖尿病患者來說非常重要，無論是正餐或是加餐都不可缺少。

　　2.糖尿病患者一定要吃早餐，而且要吃好，切不可只吃午餐和晚餐，或者今天吃兩餐，明天又吃三餐。這些做法都是極為有害的，極易引起餐後高血糖，對治療極為不利。

　　3.對於注射胰島素病情有波動的糖尿病患者來說，最好在上午9點和夜晚臨睡前加餐，以免出現低血糖反應。

　　4.加餐時除吃主食外，最好搭配一些含有蛋白質的食品，如雞蛋、豆腐乾等，這對防止出現低血糖極為有利。

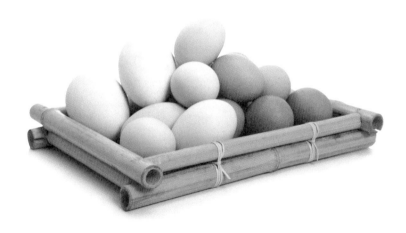

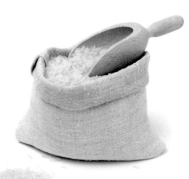

主食類

大米

降低發生糖尿病
及併發症的危險

🍽 有益於防治糖尿病的營養成分

　　大米中的蛋白質主要是米精蛋白，所含氨基酸比較全，人體容易吸收，雖沒有顯著降糖作用，但畢竟是主食之一。大米中的膳食纖維、維生素B_1含量較高，有益於防治發生糖尿病及併發症。

🍴 食法要略

● 優質的大米顆粒整齊、富有光澤，乾燥無蟲，無沙礫，米灰及碎米很少，聞起來有清香味。

● 大米適合蒸著吃，不適合做撈飯，因為撈飯會損失大量的維生素；煮粥時不要放鹼。

● 大米中的糙米比精米更有益於糖尿病康復，因為只有糙米才保留著大米的精華——胚芽，而精米在加工過程中胚芽、礦物質、膳食纖維等營養精華會流失。糖尿病患者要糙米、精米搭配著吃，以確保營養平衡。

● 精米最好和小米等粗糧摻在一起做成米飯，能夠延緩餐後血糖上升的速度。

● 大米適合跟瘦肉、菠菜、馬齒莧、蘿蔔、綠豆、山藥等一起做粥吃。

🍴 食療功效

　　中醫認為，大米有補中益氣、健脾養胃、益精強智、養陰潤燥等功效，具有和五臟、通血脈、止煩、止渴的作用。對於因糖尿病以及肝腎陰虛引起的頭暈目眩、視力減退、腰膝酸軟、陽痿、遺精等有輔助治療效果。

食譜推薦 **大米山藥粥**

食量提示
每天70克為宜

🥛 原料
大米50克，山藥60克。

🥛 功效
降糖降脂，滋陰潤燥，健脾補肺，固腎益精，聰耳明目。

🥛 做法
1. 將大米淘淨，山藥去皮、切丁，備用。
2. 大米放入沙鍋，加水熬煮將熟，放入山藥繼續煮至米爛粥稠即可。

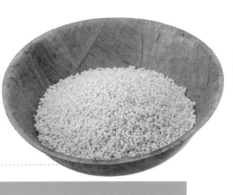

小米

主食類

促進胰島素分泌，延緩餐後血糖上升

🍽 有益於防治糖尿病的營養成分

穀物中小米的色氨酸是含量較高的，能有效補充體內所缺乏的色氨酸。同時小米中還含有許多維生素、礦物質及豐富的澱粉，不但可促進胰島素分泌，還能產生飽腹感。小米中的膳食纖維含量也比較高，不易引起血糖迅速升高。另外，小米對心理調節有一定的作用，可緩解糖尿病患者因緊張所引起的抑鬱、壓抑等情緒。

🍴 食法要略

● 小米宜與大豆或肉類食物搭配食用。這是因為小米的氨基酸中缺乏賴氨酸，而大豆和肉類中含有豐富的賴氨酸，能夠補充小米賴氨酸的不足。

● 煮小米不宜太稀薄，粥稍稠一點才會熬出粥油，營養就會充足。

🍴 食療功效

中醫認為，小米有滋陰養血、清熱解渴利尿、健脾和中、益腎氣、補虛損等功效，適用於脾胃虛弱、消化不良、失眠、健忘等症的輔助治療，對糖尿病患者的身體調養大有益處。

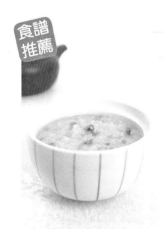

食譜推薦

小米綠豆粥

食量提示
每天70克為宜

📋 **原料**
小米70克，綠豆30克。

📋 **做法**
1. 綠豆浸泡1小時後，蒸熟。
2. 鍋裡加水放入小米，熬煮將熟時，放入綠豆再煮10分鐘即可。

📋 **功效**
熱量低，降糖降壓，保護肝臟。

小麥麵粉

替代動物蛋白，減輕糖尿病患者腎臟負擔

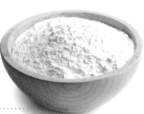

🍽 有益於防治糖尿病的營養成分

小麥是人們經常食用的主食之一，營養價值比較高，特別是小麥中含有豐富的植物蛋白，這對於糖尿病患者來說是非常重要的，它能夠有效替代動物蛋白，減輕糖尿病患者的腎臟負擔。

🍴 食法要略

- 吃小麥麵粉要選擇存放了一段時間的，因為新磨的麵粉不如舊麵粉品質好。「米要吃新，麵要吃陳」這一民間說法是有一定科學依據的。
- 小麥麵粉最好與其他糧食類交替食用，以免造成營養不均衡。
- 小麥麵粉所含熱量較高，應酌情食用，切勿超量。
- 儘量不要油炸麵食，以免破壞其營養成分。

🍴 食療功效

中醫認為，小麥具有養心益腎、鎮靜益氣、健脾厚腸、除煩止渴等功效。適用於腹瀉、血痢、盜汗、毒瘡等，糖尿病患者經常食用有較好的食療功效。

食譜推薦

食量提示
每天60克為宜

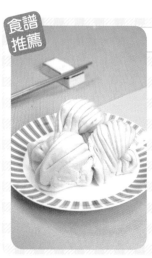

全麥麵花卷

🥛 **原料**

全麥麵粉100克，乾酵母3克，沙拉油10克，鹽4克。

🥣 **做法**

1. 將全麥麵加乾酵母用溫水和好、發酵，在案板上揉勻，桿開。
2. 放沙拉油、少許鹽，抹勻後把麵卷起來做成花卷狀，上蒸籠蒸熟即可。

🥣 **功效**

養心益腎，鎮靜益氣，健脾厚腸，除熱止渴。

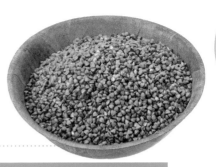

主食類

蕎麥

緩解糖尿病伴發的高脂血症、高膽固醇

有益於防治糖尿病的營養成分

　　蕎麥中含有豐富的鎂、油酸和亞油酸，能使血管擴張而抗栓塞，並有降低血脂的作用，對糖尿病伴發的高脂血症、高膽固醇有較好的緩解作用。蕎麥中的某些黃銅成分、鋅、維生素E等具有降低血糖的功效。蕎麥還能幫助人體代謝葡萄糖，糖尿病患者常食蕎麥，可防治糖尿病性高血壓、冠心病等症。

食法要略
- 蕎麥麵適宜做成湯麵吃，因為維生素P是水溶性的，做成湯麵可使營養成分完全溶於湯汁中，能夠完整攝入。
- 蕎麥麵還可做成扒糕、餅、粥、花卷等。

食療功效
　　中醫認為，蕎麥有健脾、益氣、開胃寬腸、消食化滯等功效，是老幼皆宜的食品。蕎麥中的纖維素可使大便通暢，能預防各種癌症，對糖尿病患者更為適宜。

食譜推薦

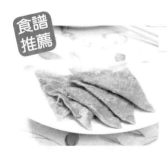

功效
降糖，並抑制體內脂肪的堆積，防治動脈硬化和脂肪肝。

蕎麥麵蔥花餅

食量提示
每天60克為宜

原料
蕎麥麵200克，大蔥20克，油10克。

做法
1. 大蔥切碎丁。
2. 蕎麥麵加水攪成糊狀，放入蔥花、鹽，攪勻。
3. 鍋燒熱，刷油，把麵糊舀到鍋中攤開、烙熟即可。

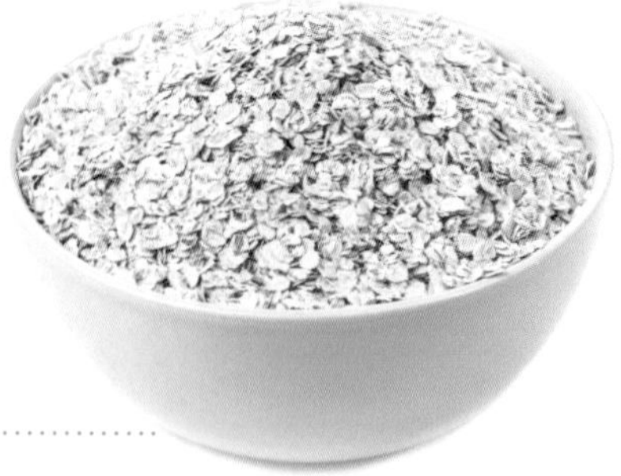

主食類

燕麥

降低餐後血糖的急劇升高

有益於防治糖尿病的營養成分

燕麥的營養成分非常適合糖尿病的防治，其中可溶性纖維可降低餐後血糖的急劇升高；抗氧化劑可有效減少血液中的膽固醇。研究證實，如果每日食用**50**克燕麥片，可使每百毫升血中的膽固醇平均下降**39**毫克、甘油三酯下降**76**毫克。

食法要略

- 吃燕麥片最好買煮的燕麥片，因為需要煮的燕麥片沒有加入任何添加劑，且可提供最大的飽腹感，血糖上升速度相對較慢；而免煮燕麥片都是經過加工處理的，營養損失很多。
- 燕麥適合與豆類搭配，這樣蛋白質可以互補，且能降低膽固醇，還能抑制餐後血糖水準上升。燕麥可與黃豆、黑豆和紅小豆等一起打豆漿。
- 燕麥不宜吃得太多，否則易引起脹氣或胃痙攣。

食療功效

中醫認為，燕麥具有消食潤腸、活血化瘀、安神補腦、清熱等功效。可改善血液循環、防治骨質疏鬆、促進傷口癒合、減少肥胖症等。糖尿病患者常吃燕麥不但可降糖、減肥，還有很好的補益作用。

食譜推薦

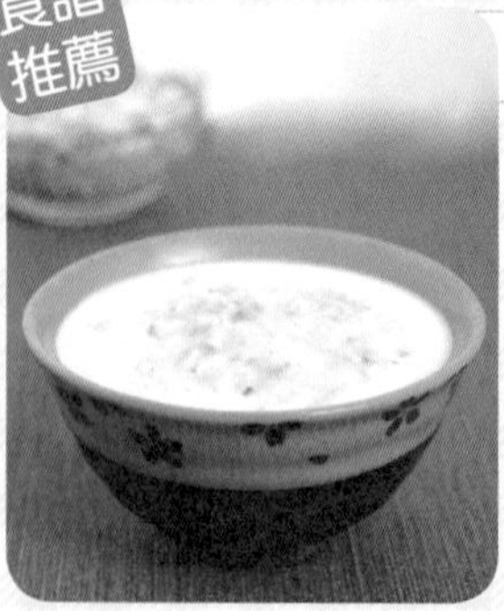

燕麥奶

食量提示
每天**50**克為宜

原料

燕麥**80**克，牛奶**250**克。

做法

1.將燕麥和牛奶一同倒入碗中，攪勻備用。

2.將備好的燕麥和牛奶放入蒸鍋蒸**10**分鐘即可。

功效

降糖降脂，消食潤腸，活血化瘀，補虛安神。

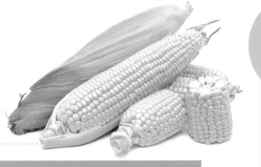

主食類

玉米

促進糖類代謝，加強胰島素的功能

🍽 有益於防治糖尿病的營養成分

　　玉米含有豐富的鉻及膳食纖維，可促進糖類代謝、加強胰島素的功能。玉米油還能降低膽固醇、預防動脈硬化、老年性眼睛黃斑性病變的發生。因此，常吃玉米可防治糖尿病及併發症。

🍴 食法要略

- 玉米胚尖是玉米的精華所在，吃玉米時應注意吃進胚尖。
- 儘量不要單一吃玉米，應配合吃豆類食品。因為玉米蛋白質中缺乏色氨酸，單吃玉米容易發生癩皮病。
- 玉米最好採用蒸、煮方式，不要烤或生吃，這樣可獲得更多的抗氧化劑活性。
- 玉米發黴後會產生致癌物，所以發黴玉米絕對不能食用。

🍴 食療功效

　　中醫認為，玉米有調中開胃、降壓、降脂、利尿、利膽、寧心活血等功效，對防治糖尿病併發高血脂、冠心病、脂肪肝等病有一定的作用。

食譜推薦

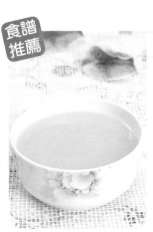

玉米麵糊

🍶 **原料**

玉米麵粉100克，鹽適量。

🍴 **做法**

1. 將玉米麵粉加入少量涼水、鹽，攪成糊狀。
2. 將玉米糊緩緩倒入開水鍋中，用飯勺不斷地攪動；再一次燒沸後即可。

🍴 **功效**

可緩解餐後血糖上升，預防動脈硬化及便秘。

食量提示

鮮玉米每天100克為宜，玉米渣、玉米麵每天50～100克為宜。

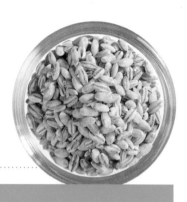

薏苡仁

降糖功效
顯著

🍽 有益於防治糖尿病的營養成分

薏苡仁中含有的薏苡仁酯、薏米醇、多種氨基酸等營養成分,有擴張血管和降低血糖的作用,對高血壓、高血糖有特殊功效。同時,薏苡仁具有抗癌、降脂、利尿、增強免疫力和抗炎作用。

🍴 食法要略

● 製作時應提前浸泡2小時左右再熬煮,這樣就會熟得快。
● 新鮮薏苡仁色澤潔白、顆粒均勻、無雜質、無發黴等異味,選購時要注意。
● 薏苡仁化濕滑利效果顯著,孕婦食用薏苡仁可能會引起流產等意外。因此,妊娠期血糖高的婦女不宜食用薏苡仁;遺精、遺尿的患者也不宜食用。

🍴 食療功效

中醫認為,薏苡仁清利濕熱、益肺排膿、強筋骨、健脾胃,可治療水腫、腸癰、肺癰、腸炎、闌尾炎、風濕性關節痛、高血壓、尿路結石、蛔蟲病、腳氣病等病。由於薏苡仁清熱利尿,改善水腫,增強腎功能,能幫助糖尿病患者改善糖尿病性腎病尿少、水腫等症狀。

食譜推薦

食量提示
每天60克為宜

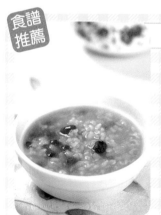

紅小豆薏苡仁粥

🥫 **原料**
紅小豆20克,薏苡仁60克。

🥫 **做法**
1. 將薏苡仁和紅小豆淘洗乾淨後浸泡3小時。
2. 鍋裡加適量水,放入紅小豆、薏苡仁,先大火燒沸,再改用小火煮熟即可。

🥫 **功效**
降糖降脂,抗菌消炎,清利濕熱,利尿。

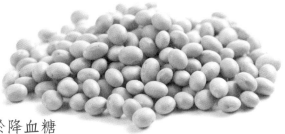

主食類

黃豆

有助於降血糖

🍽 有益於防治糖尿病的營養成分

　　黃豆中含有豐富的膳食纖維，且升糖指數很低，能延緩身體對糖的吸收，有助於降低血糖。黃豆中還含有一種抑制胰酶的物質，糖尿病患者如果經常食用，可有明顯的降糖效果。同時，黃豆中還含有皂素，可減少血液中膽固醇含量，黃豆中的卵磷脂還能去除附著在血管壁上的膽固醇，可有軟化血管、防止動脈硬化的作用，經常食用適量黃豆及黃豆製品可防治糖尿病及併發症。

🍴 食法要略

- 黃豆可做成豆腐、豆腐乾、豆腐皮、豆漿、豆奶、豆餅、豆麵等。
- 生黃豆含有不利於健康的抗胰蛋白酶和凝血酶，因此生黃豆、夾生黃豆和乾炒黃豆都不宜食用。
- 患有肝病、腎病、消化性潰瘍、乳腺癌治療及服用四環素藥物等患者慎吃豆製品，以免藥效受到影響；痛風患者不宜吃豆製品。

🍴 食療功效

　　中醫認為，黃豆有健脾寬中、清熱、通便、利尿、解毒等功效，黃豆中含有豐富的鐵，且易於被人體吸收和利用，對缺鐵性貧血有較好的療效。特別是黃豆對心腦血管有保護和修復的作用。

食譜推薦 **黃豆蘋果粥**

食量提示
每天40克為宜

📋 原料
黃豆40克，蘋果20克，
粳米30克。

📋 功效
降糖降壓，生津止渴，
健脾益胃，潤肺止咳。

📋 做法
1.黃豆洗淨，浸泡一夜備用。
2.粳米淘洗乾淨，蘋果切丁備用。
3.將泡好的黃豆與粳米一同放入鍋中，加
　水熬煮至豆爛米稠。
4.放入蘋果丁攪拌均勻後關火、出鍋。

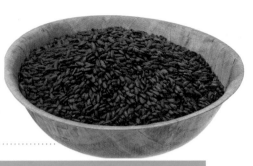

主食類

黑米

降低葡萄糖
的吸收速度

有益於防治糖尿病的營養成分

　　黑米含有豐富的膳食纖維，可降低葡萄糖的吸收速度，使用後不會造成血糖的劇烈波動，有助於維持血糖平衡，很適合糖尿病患者作為主食食用。

食法要略

- 淘洗黑米時不要用手揉搓，以免黑色素過多溶於水中。
- 黑米外部有堅韌的種皮包裹，不易煮爛，但若不煮爛其營養成分未溶出，多食後易引起急性腸胃炎，因此應先浸泡一夜再煮。
- 黑米適合與豆類、花生一起煮。
- 黑米適宜煮粥，煮粥時最好搭配些糯米，以增加黏度和口感。

食療功效

　　中醫認為，黑米具有健脾益肝、滋陰補腎、明目活血、開胃益中等功效。黑米能明顯提高人體血色素和血紅蛋白的含量，有利於心血管系統的保健，也有利於兒童骨骼和大腦的發育；黑米對眼疾、貧血、頭暈、腰膝酸軟等有很好的食療功效。黑米味甘性溫，適合脾胃虛弱、體虛乏力、小便頻數的糖尿病患者食用。

食譜推薦

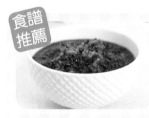

食量提示
每天50克為宜

黑米粥

原料
黑米50克，糯米20克。

做法

1. 將黑米淘洗後浸泡一夜，備用。
2. 將糯米淘洗後浸泡2小時，備用。
3. 將浸泡好的黑米和糯米放入鍋中，加水熬煮成粥即可。

功效
維持血糖平衡，健脾暖肝，滋陰補腎，明目活血，開胃益中。

主食類

綠豆

預防糖尿病
合併腎病
的發生

🍽 有益於防治糖尿病的營養成分

綠豆澱粉中含有的低聚糖不容易被消化吸收，所提供的熱量值比其他穀物低，故有降糖、降脂、降壓等作用。同時，綠豆中富含維生素和礦物質，其中B族維生素及鉀、鎂、鐵等的含量遠遠高於其他穀類，具有止渴降糖、消除水腫、通利小便的作用，有助於預防糖尿病合併腎病。

🍴 食法要略

- 如果為清熱消暑，把綠豆用大火煮10分鐘，晾涼後喝湯，湯的顏色碧綠清澈。如果為解毒，就應把綠豆煮熟，連豆帶湯一起吃，但綠豆不宜煮得過爛，以免使維生素和有機酸遭到破壞。
- 煮綠豆不要用鐵鍋，否則綠豆湯會呈黑色，不但味道差，還對人體有害。
- 服用溫補藥時不要吃綠豆，以免降低藥效。
- 綠豆性涼，脾胃虛弱、腹瀉腹脹者不宜多吃。
- 慢性肝炎、甲狀腺功能低下者忌吃綠豆。

🍴 食療功效

中醫認為，綠豆有利水消腫、清熱解毒、調和五臟等功效。綠豆可解百毒，對腫脹、痱子、口腔炎、瘡癬、各種食物中毒等均有療效。綠豆還能抗過敏、增進食欲，具有較強的食療功效。

食譜推薦 綠豆西瓜粥

食量提示
每天40克為宜

📋 原料
西瓜瓤20克，綠豆40克，粳米50克。

📋 功效
降壓降脂，緩解血糖上升，滋陰潤燥，清熱解毒，利尿除濕。

📋 做法
1. 綠豆洗淨後浸泡2小時，備用。
2. 粳米淘洗淨後與綠豆一起入鍋加水煮。
3. 等豆熟米稠，放入西瓜瓤攪拌均勻後即可。

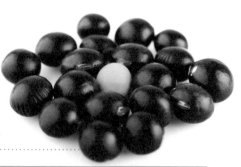

主食類

黑豆

提高糖尿病
患者對胰島
素的敏感性

🍽 有益於防治糖尿病的營養成分

　　黑豆除了有黃豆所含的營養素外，還含有鉻，這種物質能提高糖尿病患者對胰島素的敏感性，產生降糖的作用。黑豆還含有品質好、含量高的優質蛋白，能軟化和擴張血管，促進血液的流通。黑豆對糖尿病性高血壓及其他併發症有一定的防治作用。黑豆升糖指數很低，適合糖尿病患者經常食用。

🍴 食法要略

- 黑豆可煮湯、燉食、浸酒，也可以做成豆腐吃。
- 黑豆較難消化，消化功能不良者不宜多食，否則容易引起腹瀉。
- 吃黑豆最好不要剝皮，因為黑豆皮能除熱止汗、養血平肝。

🍴 食療功效

　　中醫認為，黑豆具有利水、祛風、補腎、活血、解毒等功效，黑豆適宜肝腎陰虛型耳聾症、體質虛寒或經期貧血等症。

食譜
推薦

食量提示
每天30克為宜

雙豆花生紅棗粥

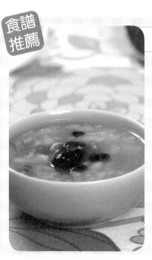

🥗 原料
黑豆、黃豆、花生米各30克，紅棗20克、糯米50克。

🥗 做法
1. 所有食材洗淨後用溫水浸泡1小時，備用。
2. 將糯米下鍋大火煮開，再放入黑豆、黃豆、花生米、紅棗熬煮至熟即可食用。

🥗 功效
對糖尿病所表現的形體消瘦、乏力等症狀有輔助治療作用。

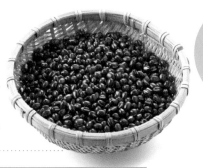

主食類

紅小豆

預防糖尿病合併肥胖症、高脂血症、心臟病及腎病水腫

🍽 有益於防治糖尿病的營養成分

　　紅小豆含有豐富的膳食纖維及維生素E、鉀、鎂、鋅、硒等活性成分，含熱量偏低，能有降血糖、降血脂、潤腸通便的作用，經常適量食用，能預防糖尿病合併肥胖症、高脂血症。紅小豆還含有較多的皂角苷及豐富的微量元素，對糖尿病併發心臟病、腎病水腫均有較好的療效。

🍴 食法要略

- 紅小豆適宜煮粥，做豆餡。製作前最好先把紅小豆浸泡一夜再煮，這樣豆子就容易煮爛了。
- 紅小豆有減肥功效，偏瘦者應少吃。
- 尿頻者忌吃紅小豆，因紅小豆有利水功效。
- 紅小豆不宜與動物肝臟搭配食用，容易引起中毒。

🍴 食療功效

　　中醫認為，紅小豆具有滋補強壯、健脾利濕、抗菌消炎、利尿解毒、補血等功效，還能增進食欲，促進胃腸消化吸收，對貧血、近視、腳氣病有一定的作用，對糖尿病也有很好的食療功效。

食譜推薦

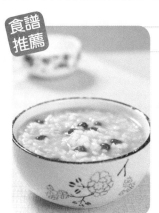

食量提示
每天30克為宜

紅小豆粥

🍚 **原料**
紅小豆30克，粳米50克。

🍚 **做法**
1. 將紅小豆洗淨後浸泡一夜，備用。
2. 將浸泡好的紅小豆和粳米一起放入鍋中，加水適量熬煮至粥黏稠即可。

🍚 **功效**
健脾利濕，抗菌消炎，利尿解毒，補血。

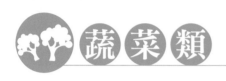

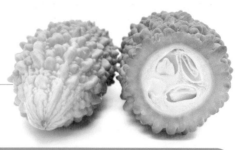

蔬菜類

蔬菜對穩定血糖有什麼益處

　　蔬菜是含糖量和熱量極低的食品，對糖尿病患者來說，吃這類食物既能飽口福，又不用擔心血糖上升。蔬菜中含有大量的食物纖維，可增加飽腹感，促進腸道蠕動，防止便秘，有降低膽固醇和改善糖代謝的作用。特別是蔬菜中含有豐富的維生素、礦物質及無機鹽，這些營養素對糖尿病患者來說是非常重要的物質，有的還有著非常重要的治療作用，如維生素C、B族維生素、鈣、磷、鐵等。

蔬菜吃多少為宜

　　蔬菜分為葉菜類、根莖類、瓜茄類、莢豆類、菌藻類等。一般來說，葉菜類、瓜茄類蔬菜含糖量較低，一般不超過5%，如白菜、油菜、高麗菜、菠菜、黃瓜、苦瓜、冬瓜等，其主要提供維生素C、B族維生素、胡蘿蔔素和鐵等物質，是糖尿病患者比較理想的食物，大多數糖尿病患者對這些蔬菜不必嚴格進行限制，每天攝入500～1000克就可以了。相比較葉菜類、瓜茄類來說，薯類、莢豆類含糖量較高，糖尿病患者不宜多吃，如地瓜、馬鈴薯、芋頭、藕、山藥等；如果實在喜歡吃，可在吃的同時相應減少主食攝入量。

哪些蔬菜儘量不吃，哪些蔬菜可適量少吃

　　儘量不吃的蔬菜（如果吃要替換相應主食）：馬鈴薯、地瓜、芋頭、菱角、藕、百合、涼薯、山藥、甜菜。

適量少吃的蔬菜：韭菜、大蔥、辣椒、香菜、香椿芽、金針、芥藍、酸菜、榨菜、醬黃瓜、雪裡紅。

蔬菜什麼時候吃合適

蔬菜是糖尿病患者每天必須要吃的，一天中至少早中晚三餐都要有蔬菜，最好每天能夠保證吃5種以上蔬菜，這樣就可以滿足身體的需要，對控制病情、穩定血糖大有益處。

蔬菜應該怎樣與其他食物合理搭配

蔬菜種類繁多而營養成分各不相同，如果烹飪時進行合理搭配，就會既營養又好吃。如木耳、香菇、蘑菇、海帶等，內含豐富的微量元素，如

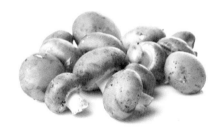

果與其他食物搭配著吃，如蘑菇配雞肉、木耳配豬肉、筍絲配海帶等，不但色香味俱佳，而且具有調節血糖、降低膽固醇、防病治病、增強人體免疫力的作用。

吃蔬菜應該注意什麼問題

● 不可用蔬菜代替主食。

● 豆莢類蔬菜，如豆角、毛豆、豇豆、豌豆一定要煮熟煮透再吃，以免中毒。且一次不要吃太多，因為這類蔬菜澱粉和含糖量較高，還容易脹氣。

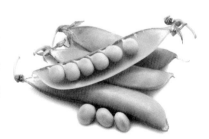

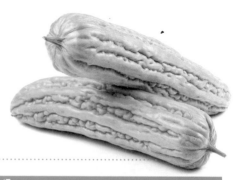

苦瓜

蔬菜類

植物
胰島素

🍽 **有益於防治糖尿病的營養成分**

苦瓜中含有的苦瓜皂苷被稱為「植物胰島素」,可促進糖分分解,使血液中的葡萄糖轉化為熱量,能有降糖、降脂的作用。糖尿病患者如經常食用苦瓜,可減輕體內胰島器官的負擔,有利於胰島β細胞功能的恢復。

🍴 **食法要略**

● 苦瓜味苦,煮食前如果用鹽稍醃片刻,然後煸炒,就可減輕苦味。

● 苦瓜中含有草酸成分,草酸會妨礙食物對鈣的吸收,煮食前應先用沸水把苦瓜焯一下,這樣就可去除草酸了。

● 苦瓜性寒,多食容易損壞脾胃,最好不要空腹食用。脾胃虛寒、慢性胃炎患者應該少吃或者不吃。

● 苦瓜宜和瘦肉、茄子、洋蔥、青椒等食材搭配。

🍴 **食療功效**

中醫認為,苦瓜具有清熱消暑、養血益氣、補腎健脾、滋肝明目、解勞乏、利尿涼血等功效。苦瓜能維持心臟的正常功能,增進食欲,提高人體免疫力;防治動脈粥樣硬化;對治療痢疾、瘡腫、眼結膜炎、痱子、腳氣病等有很好的食療功效。

食譜推薦 肉炒苦瓜

食量提示
每天80克為宜

🍶 **原料**
豬瘦肉50克,苦瓜250克,雞蛋清30克,油、鹽、生抽、雞精各適量。

🍶 **功效**
降糖,清熱止渴,利尿涼血。

🍶 **做法**
1. 苦瓜去瓤,切片,入水焯一下。
2. 豬瘦肉切片,放雞蛋清抓勻,入油鍋滑散。
3. 鍋中留底油,爆香蒜片、薑絲,放肉片、苦瓜片、生抽、鹽煸炒,加入雞精調味即可。

> 蔬菜類

小黃瓜

不參加糖代謝，適合糖尿病患者充饑

🍽 有益於防治糖尿病的營養成分

小黃瓜中所含的葡萄糖苷、果糖等不參與通常的糖代謝，因此，糖尿病患者用小黃瓜來代替澱粉類食物充饑不但不會讓血糖升高，反而有助於降糖。小黃瓜中含有丙醇二酸、葫蘆巴鹼，能有效抑制糖類物質在體內轉變成脂肪，避免脂肪在體內堆積，可有減肥、降糖、降脂、降壓、防治糖尿病及併發症的作用。

🍴 食法要略

- 吃小黃瓜最好不要削皮去子，因為小黃瓜皮中含有豐富的胡蘿蔔素、小黃瓜子中含有大量維生素E。
- 小黃瓜含有抗壞血酸氧化酶，生吃時會破壞維生素C，所以小黃瓜最好熟吃。若要生吃小黃瓜最好搭配大蒜，既可殺菌提味，又可避免維生素C流失。
- 小黃瓜性寒，脾胃虛寒、腹痛腹瀉、咳嗽者不要食用小黃瓜。

🍴 食療功效

中醫認為，小黃瓜具有除胸熱、解煩渴、利水道等功效，能夠加速新陳代謝，排除體內多餘鹽分，對腎炎、膀胱炎機體康復有一定療效。

食譜推薦　雙耳拌黃瓜

> **食量提示**
> 每天100克為宜

🍱 原料

水發木耳15克，水發銀耳15克，黃瓜200克，蒜末、鹽、生抽、醋、芝麻油、雞精各適量。

🍱 功效

降糖，降脂，降膽固醇，減肥，排毒。

🍱 做法

1. 將水發木耳、銀耳擇洗乾淨，入沸水鍋汆熟。
2. 小黃瓜洗淨、切片，與銀耳、木耳一起放在盤中。
3. 將蒜末、鹽、生抽、醋、芝麻油、雞精放在碗中調成汁，倒在食材上拌勻即可。

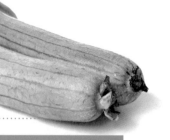

絲瓜

防治老年性
糖尿病合併
高血壓等症

🍽 有益於防治糖尿病的營養成分

絲瓜中有較高的鈣、鎂、磷，是低熱量、低脂肪、含糖量低的高鉀食品。絲瓜中的皂苷類物質、苦味物質及黏液汁、干擾素誘生劑等有強心、化痰、增強人體免疫力的功能。常食絲瓜對老年性糖尿病合併高血壓等症有較好的防治作用。

🍴 食法要略

● 絲瓜渾身是寶，皮、瓤、絡等都有很高的藥用價值，食用時儘量不要浪費。
● 絲瓜汁水豐盈，宜現切現做，以免營養成分隨汁水流走。
● 絲瓜不宜生吃，宜和雞蛋、蝦搭配，不宜和竹筍搭配。

🍴 食療功效

中醫認為，絲瓜具有祛風化痰、清暑涼血、解毒通便、通經絡、行血脈、下乳汁、潤肌美容等功效。絲瓜所含的干擾誘生劑能刺激人體產生干擾素，有抗病毒、防癌、抗癌作用。

食譜推薦

絲瓜炒雞蛋

食量提示
每天60～200克為宜

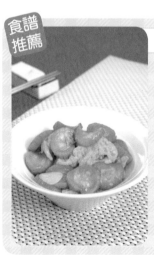

🗋 **原料**
絲瓜200克，雞蛋1個，油、鹽、蒜各適量。

🗋 **做法**
1. 絲瓜切片，雞蛋打散、炒熟，備用。
2. 油鍋燒熱爆香蒜片，放絲瓜片急火煸炒片刻。
3. 放入雞蛋、鹽炒勻即可。

🗋 **功效**
清暑涼血，通經絡，行血脈，解毒通便，緩解血糖上升。

南瓜

延緩腸道對糖和脂肪的
吸收速度，控制
餐後血糖升高

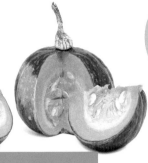

🍽 有益於防治糖尿病的營養成分

南瓜中含有益於防治糖尿病的營養成分——果膠、鈷。果膠可在腸道內形成一種凝膠狀物質，使消化酶和營養物質的分子不能均勻結合，延緩腸道對糖和脂肪的吸收速度，有效控制餐後血糖升高。鈷是胰島細胞合成胰島素所必需的微量元素，能加快體內胰島素的釋放，對防治糖尿病及併發症有較好的作用。

🍴 食法要略

- 食用南瓜最好連皮一起食用，因為南瓜皮中含有豐富的胡蘿蔔素和維生素。
- 南瓜一次不能吃太多，否則不僅會使胃灼熱難受，還會引起胡蘿蔔素黃皮症，臉色看上去發黃。
- 南瓜適合與牛肉、紅棗、紅小豆等食材搭配。

🍴 食療功效

中醫認為，南瓜具有溫中益氣、利水消腫、解毒殺蟲等功效，可用於肋間神經痛、痢疾、肺癰、蛔蟲病、潰瘍、燙灼傷、眼病等症的治療。南瓜還能預防高血壓、心腦血管疾病及癌症，增強肝腎細胞再生能力等。

食譜推薦 雙椒炒南瓜

食量提示
每天100克
為宜

🥫 原料

南瓜300克，青椒50克，紅辣椒絲3克，油10克，蔥末、蒜末、鹽、料酒、雞精、芝麻油各適量。

🥫 功效

溫中益氣、利水消腫、解毒，控制餐後血糖上升。

🥫 做法

1. 紅辣椒絲泡軟，青椒切絲，南瓜去皮、去瓤、切絲。
2. 油鍋燒熱後煸炒紅辣椒絲，再放入蔥、蒜、青椒絲、南瓜絲、料酒、水、鹽煸炒2分鐘，最後加雞精、芝麻油調味即可。

蔬菜類

胡蘿蔔

減少血糖
上升幅度,
預防高血壓、
視網膜損傷等合併症

🍽 有益於防治糖尿病的營養成分

胡蘿蔔含有豐富的維生素A、B族維生素、視黃醇、胡蘿蔔素、膳食纖維等營養成分,能有效對抗人體內的自由基,延緩腸道內葡萄糖的吸收,減少血糖上升幅度,降糖效果非常明顯,對糖尿病及併發症如高血壓、視網膜損傷等有較好的防治作用。

🍴 食法要略

● 胡蘿蔔中含有的維生素A和胡蘿蔔素是脂溶性維生素,應以肉或油搭配,這樣營養成分才易被人體吸收;也可將胡蘿蔔榨汁飲用。
● 胡蘿蔔最好不要削皮吃,因為胡蘿蔔素主要存在皮中。
● 胡蘿蔔不宜做下酒菜,否則易在肝臟內產生一種毒素,導致肝病發生。

🍴 食療功效

中醫認為,胡蘿蔔具有下氣補中、養腸胃、安五臟、利胸膈等功效,能夠防治動脈硬化、便秘,對食欲不振、營養不良、眼乾燥症、貧血、高血壓、高血脂、肺結核等症有較好的食療功效。

食譜推薦 **牛肉胡蘿蔔炒麵**

食量提示
每天60克為宜

原料

牛肉、胡蘿蔔各50克,青椒30克,熟麵條150克,蛋清1個,料酒、老抽、油、鹽、蔥絲、薑絲各適量。

功效

降糖,降脂,降壓,補中益氣,滋養脾胃,化痰熄風。

做法

1. 先將牛肉切絲,用料酒、蛋清、老抽醃製,備用。
2. 胡蘿蔔、青椒洗淨,切丁,備用。
3. 油鍋燒熱,滑散牛肉絲,加蔥絲、薑絲、鹽和少許水,炒出香味;放入胡蘿蔔丁、青椒丁製成鹵汁。
4. 將熟麵條用油炒變色,澆上鹵汁即可。

白蘿蔔

蔬菜類

穩定血糖，
輔助治療糖尿病
性腎病、心臟病、
高血壓等症

🍱 有益於防治糖尿病的營養成分

白蘿蔔所含的鋅可參與胰島素的合成與分泌，能穩定胰島的結構與功能，從而起到穩定血糖的作用；白蘿蔔中富含香豆酸等活性成分，具有降低血糖的功效；白蘿蔔還含有大量的可溶性膳食纖維，能幫助延緩餐後血糖上升，並且能防治便秘。白蘿蔔含有豐富的鈣，有助於改善糖尿病患者的骨質疏鬆。經常食用白蘿蔔可輔助治療糖尿病性腎病、心臟病、高血壓等症。

🍴 食法要略

- 吃白蘿蔔最好不要削皮，因為白蘿蔔皮中鈣含量很豐富。
- 白蘿蔔屬於寒涼蔬菜，陰盛偏寒體質者、脾胃虛寒體質者不宜多食，胃及十二指腸潰瘍、慢性胃炎、先兆流產、子宮脫垂等患者忌食。
- 白蘿蔔宜和排骨、豆腐、紫菜等食材搭配。

🍴 食療功效

中醫認為，白蘿蔔具有化痰清熱、下氣寬中、解毒散瘀、利尿止渴等功效，可有降血脂、軟化血管、穩定血壓等作用，能預防冠心病、動脈硬化、膽結石等症。

食譜推薦 番茄蘿蔔

食量提示
每天100克為宜

🍲 原料

番茄50克，白蘿蔔200克，雞湯、蒜片、雞精、鹽、油各適量。

🍲 功效

消積滯，下氣寬中，潤腸通便。

🍲 做法

1. 將白蘿蔔洗淨切成滾刀塊，備用。
2. 將番茄剁成泥，備用。
3. 油鍋燒熱，放蒜片煸香，將白蘿蔔塊放入，倒入雞湯熬煮至熟，加入番茄泥、雞精、鹽調味即可。

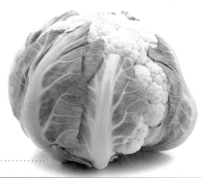

蔬菜類

花菜

改善
糖耐量

有益於防治糖尿病的營養成分

花菜中含有豐富的鉻，鉻可改善糖尿病患者的糖耐量，有助於調節血糖，降低糖尿病患者對胰島素和降糖藥物的需求量。

食法要略

● 花菜質地細嫩，易於消化吸收，適合兒童、中老年人等脾胃虛弱、消化功能不強者食用。

● 花菜適宜煸炒，煸炒前應先用沸水焯一下，不但口感好，而且能最大限度保留營養成分。但花菜不宜煮得過軟，吃時應多嚼幾下，利於消化和營養的吸收。

● 顏色白中透黃，菜朵緊密，菜葉抱緊的為新鮮花菜；顏色太白，或上面有黑點的為噴過藥和不新鮮的花菜，不宜購買。

食療功效

中醫認為，花菜具有潤肺、止咳、爽喉等功效，可提高肝臟解毒能力，增強人體免疫力。長期食用花菜能預防感冒，減少胃癌、壞血病、心臟病等疾病的發病率。

食量提示
每天70克
為宜

食譜推薦

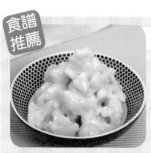

奶油花菜

原料
牛奶250克，花菜150克，油、鹽、味精、團粉各適量。

做法
1.將花菜洗淨、切塊，入沸水中焯一下。
2.油熱後倒入花菜，加少量肉湯和水燒開，將熟時放鹽、味精調味。
3.將牛奶和團粉調勻，倒在花菜上燒開即可。

功效
調節血糖，潤肺，止咳，增強人體免疫力。

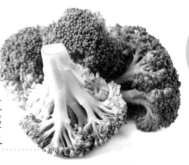

蔬菜類

綠花椰

降低胃腸對葡萄糖的吸收速度，提高胰島素的敏感性

🍽 有益於防治糖尿病的營養成分

綠花椰與花菜的作用基本相同，但綠花椰的胡蘿蔔素含量更高一些。綠花椰富含纖維質，能有效降低腸胃對葡萄糖的吸收速度，有降低血糖的作用；且綠花椰中含有的鉻能幫助糖尿病患者提高胰島素的敏感性，對糖尿病有很好的防治作用。

🍴 食法要略

- 綠花椰適宜煸炒，煸炒前應先用沸水焯一下，不但口感好，且能最大限度保留營養成分。但不宜煮得過軟，吃時應多嚼幾下，利於消化和營養吸收。
- 綠花椰富含鉀，少尿或無尿患者應減少鉀的攝入，不宜食用；綠花椰的普林含量比較高，痛風患者應該少食用。
- 綠花椰宜和番茄、香菇等食材搭配。

🍴 食療功效

中醫認為，綠花椰比花菜營養更全面，具有潤肺、止咳、開音、爽喉等功效。常食用綠花椰可增強肝臟解毒能力，提高免疫力，內含的硫葡萄糖苷還有抗癌功效。

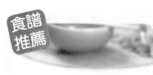

食譜推薦

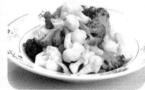

🗊 功效

降糖，潤肺，增強免疫力。

炒雙花

食量提示
每天70克為宜

🗊 原料

綠花椰、花菜各100克，油、蔥末、薑末、蒜末、鹽、雞精、澱粉各適量。

🗊 做法

1. 將綠花椰和花菜洗淨切成小朵，分別用沸水焯一下撈出。
2. 鍋中放油，爆香蔥、薑、蒜後，放入綠花椰和花菜煸炒片刻，放鹽、雞精調味，再用澱粉勾薄芡即可。

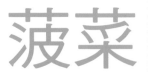

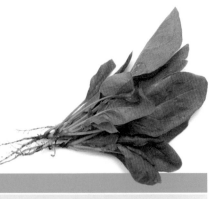

蔬菜類

菜菠

改善
糖脂代謝

🍽 **有益於防治糖尿病的營養成分**

　　菠菜中含有一種類胰島素樣物質，有降低血糖的作用，菠菜根降糖效果更好。菠菜中的酶對增強胰腺的分泌功能有良好作用，且菠菜中含有豐富的膳食纖維，不但能清除胃腸內的有害毒素，還可促進胰腺分泌和腸道蠕動，幫助消化，常食菠菜對糖尿病患者的糖脂代謝很有幫助。

🍴 **食法要略**

● 食用菠菜時，應先用沸水焯一下，因為菠菜含有較多的草酸，會妨礙人體對鈣的吸收，用水焯後可去掉一部分草酸。吃菠菜時還要同時吃些含鹼食物，如蔬菜、水果、海帶等，以避免草酸與鈣結石。

● 菠菜含鐵量比較高，但能被吸收的鐵並不多，不宜用來補鐵、補血。

● 不宜給幼兒多吃菠菜，否則會干擾鋅和鈣的吸收。

🍴 **食療功效**

　　中醫認為，菠菜性甘涼，具有養血、止血、斂陰、潤燥等功效，有抗衰老、促進細胞增殖、降低視網膜退化等作用。

**食譜
推薦**

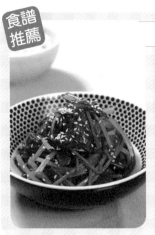

食量提示
每天80～100克
為宜

芝麻菠菜

🥢 **原料**
菠菜100克，芝麻油2克，雞精、鹽、芝麻各適量。

🥢 **做法**
1. 將菠菜洗淨切段，入鍋焯一下撈出瀝乾水分。
2. 將菠菜攤開放在盤中，加入雞精、鹽、芝麻、芝麻油拌勻即可。

🥢 **功效**
降糖，降脂，養血止血，滋陰潤燥，通利腸胃。

蔬菜類

芹菜

改善糖代謝，防治糖
尿病合併高血壓、
肥胖症、
高脂血症

有益於防治糖尿病的營養成分

芹菜含有豐富的膳食纖維，能減緩餐後血糖上升。芹菜中含有一種能促進脂肪加速分解的化學物質，有減肥和降糖作用，尤其適宜2型糖尿病合併肥胖症患者。芹菜中還含有芹菜素、鈣、磷等，有降低血脂、血壓，保護心腦血管、預防動脈硬化等作用，亦可防治因糖尿病引起的高血壓、肥胖症、高脂血症等病症。

食法要略

- 芹菜吃法很多，生吃、熟吃、榨汁都可以。
- 食用芹菜時不要把葉子扔掉，因為芹菜葉子的營養成分比芹菜莖高。
- 服用阿莫西林前2小時內不要吃芹菜，因為芹菜中的膳食纖維會降低藥物在腸道中的濃度，影響藥效。
- 芹菜宜和牛肉、番茄等搭配。

食療功效

中醫認為，芹菜性味甘平，具有平肝利尿、清熱止渴、消炎、鎮靜、降壓等功效。芹菜能緩解關節炎症狀，消除疲勞，減輕胃潰瘍和幫助消化，預防腸道腫瘤。

食譜推薦

腐竹拌芹菜

食量提示
每天50克為宜

原料
腐竹50克、芹菜100克，鹽、醋、芝麻油、生抽、蔥絲各適量。

功效
利尿消腫，降壓，補血。

做法
1. 腐竹泡軟後用水焯一下，撈出備用。
2. 芹菜切段，入水焯後過涼，與腐竹一起裝盤。
3. 將鹽、醋、芝麻油、生抽、蔥絲調成汁，澆在備好的菜上，拌勻即可。

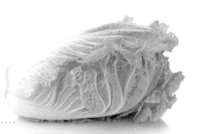

大白菜

> 蔬菜類

延緩餐後
血糖上升
速度

🍽 有益於防治糖尿病的營養成分

　　大白菜不含澱粉和蔗糖，熱量低，膳食纖維素含量豐富，可延緩餐後血糖上升速度，調節體內脂肪代謝，抑制膽固醇在血管壁上的沉積。白菜中豐富的維生素還能清除糖尿病患者在糖代謝過程中產生的自由基，對防治糖尿病有很好的作用。

🍴 食法要略

- 大白菜可炒、燴、涼拌等，但無論怎樣吃都不要擠掉菜汁，以免營養成分流失。
- 隔夜的熟白菜不要吃，否則對身體不利。
- 未醃透的大白菜不要吃，以免中毒。
- 胃寒腹痛、大便溏稀者不宜食用大白菜。
- 大白菜宜和豆腐搭配。

🍴 食療功效

　　中醫認為，大白菜具有養胃生津、除煩解渴、利尿通便、下氣消食、清熱解毒等功效，所含的化合物及纖維素既能幫助消化，又可通便。

食譜推薦　酸辣白菜

> **食量提示**
> 每天100克
> 為宜

🥫 原料
大白菜300克，紅辣椒絲、澱粉、蔥絲、薑絲、蒜片、花椒各適量；油、鹽、雞精、醋各少許。

🥫 功效
養胃生津、除煩解渴、利尿通便、清熱解毒。

🥫 做法
1. 將白菜洗淨切片。
2. 將澱粉用水攪勻，放醋、鹽、雞精做成調味料。
3. 鍋中放油燒至八成熱時，放入花椒、紅辣椒絲、蔥絲、薑絲、蒜片爆香，再放白菜急炒至菜熟，放入調味料繼續翻炒一會兒即可出鍋。

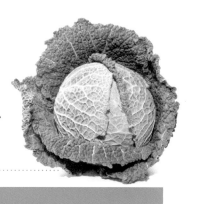

蔬菜類

高麗菜

調節血糖、血脂

🍽 有益於防治糖尿病的營養成分

糖尿病患者經常食用高麗菜，可使血糖、血脂得到調節，因為高麗菜不僅含糖量較低、幾乎不含澱粉，還含有豐富的鉻。如果體內鉻的儲存不足，會導致胰島素活性下降，使糖耐量受損，從而引發糖尿病。

🍴 食法要略

- 高麗菜富含葉酸，適合孕婦和貧血患者常吃。
- 高麗菜容易產生致甲狀腺腫物質，甲亢患者應忌食。
- 高麗菜可涼拌、煸炒、榨汁、醃製等。
- 為了減少維生素C的流失，炒高麗菜時應急火快炒，做湯時應等湯煮開後再放入高麗菜，且煮時應蓋上鍋蓋。

🍴 食療功效

中醫認為，高麗菜有抑菌消炎、提高人體免疫力等功效，對咽喉腫痛、外傷腫痛、貧血、弱視、夜盲症、便秘、肥胖症、胃痛、牙痛等疾病有幫助。

食譜推薦

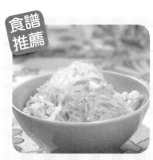

食量提示
每天70克為宜

高麗菜炒粉絲

📋 原料

高麗菜150克，細粉絲100克，蔥絲、油、鹽、雞精、芝麻油各適量。

📋 做法

1. 將細粉絲煮熟，備用。
2. 鍋中放油，爆香蔥絲後放入高麗菜快速煸炒至熟。
3. 加入粉絲、鹽、雞精，再倒幾滴芝麻油攪拌均勻即可出鍋。

📋 功效

富含維生素C和鉻，可降糖、抑菌消炎、減肥消食、防治便秘。

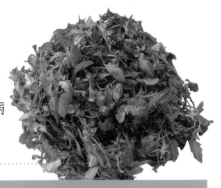

蔬菜類

薺菜

預防糖尿病
性白內障

🍽 有益於防治糖尿病的營養成分

　　薺菜含有豐富的粗纖維，可加速大腸蠕動，促進糞便排出，增進新陳代謝，有助於防治高血壓、冠心病、肥胖症、糖尿病、腸癌及痔瘡等。薺菜中的橙皮苷有增加體內維生素C含量的作用，經常食用不但能消炎抗菌，還能抗病毒。薺菜中抑制眼睛晶狀體的醛還原酶，對防治糖尿病性白內障有一定療效。

🍴 食法要略

- 薺菜在製作前一定要仔細地清洗，最好將其切開用鹽水浸泡至少10分鐘，再用清水沖洗乾淨方可烹飪。
- 薺菜做餡比較好，製作前最好不要用水焯。
- 薺菜具有寬腸通便的功效，大便溏稀者慎食。

🍴 食療功效

　　中醫認為，薺菜具有清熱、解毒、利尿、通便、抑菌等功效，適宜肥胖症、高血脂、冠心病、高血壓、糖尿病、胃腸疾病等患者食用。

食譜推薦

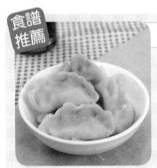

食量提示
每天50克
為宜

薺菜蝦皮餃子

🍱 原料

薺菜200克，蝦皮20克，全麥麵粉250克，油10克，鹽2克，雞精2克。

🍱 做法

1. 將麵粉和好，備用。
2. 將薺菜擇洗乾淨，切碎，與蝦皮、油、鹽、雞精一起拌成餡。
3. 將和好的麵團揪若干劑子，擀皮，放入適量餡做成餃子，再下鍋煮熟即可。

🍱 功效

降糖，清熱，解毒，利尿，通便降壓。

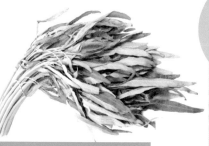

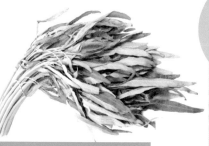

空心菜

蔬菜類

有助於2型糖尿病患者控制血糖

有益於防治糖尿病的營養成分

空心菜中含有一定的「植物胰島素」成分，有助於2型糖尿病患者控制血糖。空心菜還含有豐富的膳食纖維，既能幫助糖尿病患者降低胰島素需求量，還能降低血液中膽固醇總量，有益於防治糖尿病併發高脂血症。

食法要略

● 空心菜的嫩梢中含有較多的鈣及胡蘿蔔素，適合旺火快炒，這樣可避免營養物質大量流失。

● 空心菜纖維素較多，可刺激胃腸蠕動，促進排便，便秘者適合多吃。但空心菜性寒滑利，所以體質虛弱、脾胃虛寒、大便溏泄者不宜多吃。

食療功效

中醫認為，空心菜具有潤腸通便、清熱涼血、抑菌解毒等功效，它所含的粗纖維素、半纖維素、果膠等，可促進腸蠕動、降低膽固醇、預防血管硬化等，對老年腸燥便秘、痔瘡出血有一定的作用，特別是對糖尿病所出現的傷口不易癒合症狀有一定療效。

食譜推薦

空心菜炒玉米

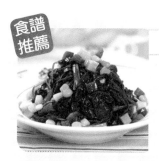

食量提示
每天50克為宜

原料
空心菜200克，熟玉米粒30克，榨菜10克，紅椒20克，油10克，鹽、花椒、雞精各2克。

做法
1.空心菜水焯、過涼，榨菜及紅椒切丁。
2.油鍋燒熱，花椒、榨菜炒香。
3.放空心菜、玉米粒、紅椒、鹽煸炒一會兒，加雞精調味即可。

功效
降脂降糖，潤腸通便，清熱涼血，抑菌解毒。

71

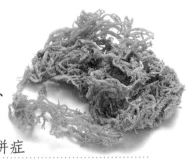

石花菜

蔬菜類

降糖、降脂、
降壓，防治
肥胖症、
高血壓等合併症

🔔 有益於防治糖尿病的營養成分

　　石花菜含有豐富的膳食纖維，可延緩人體對食物中葡萄糖的吸收，
消除餐後高血糖，有降糖作用。石花菜還含有豐富的礦物質、維生素及
褐藻鹽酸類物質，有降壓、促排便等功效，對防治糖尿病伴肥胖症、高
血壓等有一定的療效。

🍴 食法要略

- 石花菜適合涼拌，但食用前必須在開水中焯一下，時間不宜太長，3～4分鐘
  即可，否則石花菜會化掉。
- 石花菜適宜與薑末搭配，以緩解其寒性。
- 石花菜性味寒涼，身體虛弱特別是脾胃虛寒、腎陽不足者最好不要食用。

🍴 食療功效

　　中醫認為，石花菜具有清肺化痰、滋陰降火、清熱燥濕、涼血止血等功
效，它所含的澱粉類硫酸酯為多糖類物質，對高血壓、高血脂、便秘有一定的
療效。

**食譜
推薦**

食量提示

每天50克
為宜

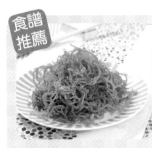

涼拌石花菜

🧂 原料
石花菜150克，鮮薑末、芝麻油、蒜末、
雞精各2克，醋10克。

🧂 做法
1. 石花菜用沸水焯一下，撈出晾涼。
2. 放鮮薑末、芝麻油、蒜末、醋、雞精，
   拌勻後即可。

🧂 功效
降糖、降脂、降壓，清
肺化痰，滋陰降火，清
熱燥濕，涼血止血。

蕨菜

蔬菜類

穩定血糖，
防治糖尿病性
肥胖症、高血壓

🍽 有益於防治糖尿病的營養成分

　　蕨菜中含有豐富的鋅和硒。鋅可參與胰島素的合成與分泌，對胰島素的結構和功能有較強的穩定作用，可穩定血糖，改善糖尿病症狀；硒能促進細胞對糖的攝取，具有與胰島素相同的調節糖代謝的生理活性。對糖尿病性肥胖症、糖尿病性高血壓等有較好的防治作用。

🍴 食法要略

- 蕨菜既可鮮食，又可醃製食用。
- 蕨菜食用前應在沸水中焯一下，然後用涼水過涼後再進行烹製，這樣可去除黏質和土腥味。
- 蕨菜性味寒涼，大便溏稀、脾胃虛寒者不宜多吃。

🍴 食療功效

　　中醫認為，蕨菜具有清熱、解毒、潤腸、利尿等功效，對高血壓、慢性關節炎、頭暈失眠、筋骨疼痛等症狀有較好的療效。

食譜推薦

蕨菜炒雞蛋

食量提示
每天30克為宜

🗄 **原料**

蕨菜100克，雞蛋2個，油10克，蔥絲5克，鹽2克。

🗄 **做法**

1. 蕨菜擇洗乾淨，切段，入沸水鍋中焯一下撈出，過涼水，瀝乾水分。
2. 雞蛋攪散、炒熟，盛出備用。
3. 鍋留底油，蔥絲爆香後放入蕨菜煸炒片刻，再放入雞蛋、鹽炒勻即可。

🗄 **功效**

降糖降脂，清熱解毒，潤腸通便，利尿。

蔬菜類

莧菜

改善糖耐量、
防治糖尿病合併
心臟病、腎病、
視網膜及神經病變

🍽 有益於防治糖尿病的營養成分

　　莧菜含有豐富的鎂、鈣、鐵和維生素K。鎂可促進胰島素各項功能正常發揮，如果人體缺鎂，就會使細胞代謝的正常進行受到干擾，使血糖得不到控制；鈣能維持心肌活動，預防肌肉痙攣；鐵能增加血紅蛋白含量，促進造血功能。糖尿病患者經常食用莧菜可有效改善糖耐量，降低血糖，防治糖尿病合併心臟病、腎病、視網膜及神經病變，降低併發症及病死的機率。

🍴 食法要略

- 莧菜涼拌或炒著吃都可以，烹調時間不宜過長。
- 脾胃虛弱、大便稀溏者慎食。

🍴 食療功效

　　中醫認為，莧菜有明目、通竅、補血止血、抗菌止痢、消炎退腫、排毒通便等功效。對急性腸炎、扁桃體炎、細菌性痢疾、尿路感染、甲狀腺腫、血吸蟲病、貧血等疾病有輔助治療作用。

食譜推薦

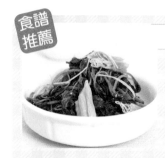

🥢 功效
降糖降壓，清熱利濕，消積化痰。

腐竹炒莧菜

食量提示
每天80克
為宜

🥢 原料
腐竹50克，莧菜100克，蔥絲5克，植物油6克，鹽、雞精、芝麻油各2克。

🥢 做法
1. 將腐竹泡發、切段。
2. 油鍋燒熱爆香蔥絲，放入腐竹焗炒片刻。
3. 莧菜入鍋急火快炒，再加鹽、雞精、芝麻油調味即可。

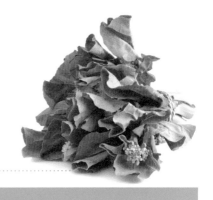

芥藍

延緩腸道對葡萄糖的吸收速度

🍽 有益於防治糖尿病的營養成分

芥藍含有豐富的膳食纖維，食用後能延緩人體對食物中葡萄糖的吸收，降低胰島素的需求量，增進胰島素與受體的結合，進而有降低血糖的作用，經常食用可防治糖尿病及其併發症。

🍴 食法要略

● 芥藍不易熟，烹製時水要加多一些，時間要稍長一些。
● 芥藍有苦澀味，烹製時加少許酒就可消除苦澀味。
● 消化能力弱的人應少吃。
● 購買芥藍應選葉苔水嫩、翠綠的為好。

🍴 食療功效

中醫認為，芥藍具有除邪熱、解勞乏、清心明目、潤腸去熱氣等功效，可增進食欲，消除牙齦腫脹、出血等症狀。

食譜推薦

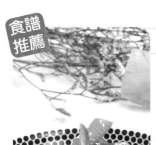

食量提示
每天80克為宜

蠔油芥藍

🏷 原料

芥藍250克，植物油10克，蒜片5克，蠔油、鹽、雞精各適量。

🏷 做法

1. 將芥藍洗淨切段，用沸水焯一下撈出，再用涼水過涼，瀝乾水分備用。
2. 油鍋燒熱，蒜片爆香後放入芥藍煸炒片刻。
3. 放入蠔油、鹽、雞精，顛炒幾下即可出鍋。

🏷 功效

降糖，潤燥去熱，增進食欲。

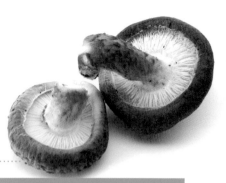

蔬菜類

香菇

降糖，改善糖尿病症狀，減緩糖尿病併發症的進程

🍽 有益於防治糖尿病的營養成分

　　香菇含有豐富的硒，硒具有與胰島素相類似的功效，可調節糖代謝的生理活性，降低血糖，改善糖尿病症狀。香菇還含有較為豐富的B族維生素及維生素C，對糖尿病視網膜病變、腎病都有療效，有利於減緩糖尿病併發症的進程。

🍴 食法要略

- 泡發香菇的水可在烹飪時用上，因為很多營養物質都溶解在水裡。
- 泡發好的香菇如果吃不完，應該放在冰箱中冷藏，這樣才不會損失營養。
- 特別大的香菇不要吃，很可能是激素催肥，對人體不利。
- 香菇適合與油菜、小黃瓜、雞肉等食材搭配。

🍴 食療功效

　　中醫認為，香菇性味甘、平、涼，具有補肝腎、健脾胃、益智安神、美容養顏等功效，能增強人體抵抗疾病的能力。

食譜推薦

香菇燉冬瓜

食量提示
每天4～8朵為宜

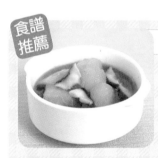

🥫 **原料**
香菇8朵，冬瓜300克，植物油10克，鹽3克，蔥末、蠔油、雞精各適量。

🥫 **做法**
1. 將切成小方塊的冬瓜入油鍋煎炒一下鏟出。
2. 另起一鍋，油熱後放入蔥末熗鍋，放入香菇和冬瓜，加水燉煮至熟。
3. 放鹽、蠔油、雞精後出鍋。

🥫 **功效**
降糖，解渴消暑，養胃生津，補肝腎，健脾胃，利尿，減肥。

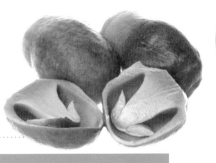

蔬菜類

草菇

降低血糖和膽固醇，對糖尿病引起的傷口不易癒合有一定療效

🍽 有益於防治糖尿病的營養成分

　　草菇含有豐富的優質蛋白質及維生素C，而且草菇澱粉含量很少，能夠減慢人體對碳水化合物的吸收，有降低血糖、降低膽固醇、促進人體新陳代謝、提高免疫力等功效，特別是對糖尿病引起的傷口不易癒合有一定療效。

🍴 食法要略

● 草菇適合素炒或做湯，味道鮮美，滑嫩無比。但無論是鮮品或乾品，浸泡時間都不宜過長。
● 草菇性寒，畏寒肢冷、脾胃虛寒及大便溏稀者應少吃。

🍴 食療功效

　　中醫認為，草菇性味甘寒，具有護肝健胃、解毒抑菌、抗癌等功效，經常食用對高血壓等症有很好的療效。

食譜推薦

食量提示
每天40克為宜

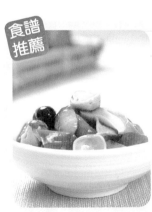

番茄炒椒菇

原料
番茄、青椒、草菇各50克，植物油5克，鹽3克，芝麻油和雞精各2克。

做法
1. 草菇切片、焯水，番茄去皮、切塊，青椒切塊。
2. 油鍋燒熱，放入蔥絲、草菇翻炒片刻。
3. 放入番茄、青椒，炒至收汁。
4. 放鹽、芝麻油、雞精調味即可。

功效
降糖、降脂、降壓，生津止渴，健胃消食。

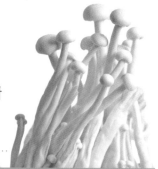

金針菇

蔬菜類

增加機體對
胰島素的
敏感性

🍽 有益於防治糖尿病的營養成分

　　金針菇中含有較多的鋅，補鋅可增加機體對胰島素的敏感性。經常食用金針菇，對糖尿病性高血壓、高脂血症、心臟病等有一定的防治作用。

🍴 食法要略

● 金針菇吃法很多，涼拌或吃火鍋都可以。食用金針菇時一定要讓其熟透，否則吃後會中毒。
● 金針菇性味寒涼，脾胃虛寒、畏寒肢冷、大便溏稀者慎食。

🍴 食療功效

　　中醫認為，金針菇具有抗菌消炎、益智安神、抗疲勞、抗腫瘤等功效。它所包含的蛋白質、多種維生素、微量元素及氨基酸，能有效增強機體的生物活性，促進體內新陳代謝，有利於營養物質的充分吸收。

食譜
推薦 **肉末裹金針**

食量提示
每天40克
為宜

🍲 原料

金針菇40克，豬肉末20克，黃豆芽100克，植物油6克，鹽、芝麻油、雞精各2克，蔥絲、薑絲、蒜片、老抽、料酒各適量。

🍲 功效

降糖，抗菌消炎，益智安神，預防糖尿病併發症。

🍲 做法

1. 金針菇、黃豆芽均入沸水焯一下。
2. 炒鍋上火，鍋熱後放入植物油，將豬肉末煸至變色。
3. 放蔥絲、薑絲、蒜片、老抽、料酒爆香，加水適量熬煮10分鐘。
4. 放入金針菇、黃豆芽、鹽、芝麻油、雞精炒勻，加入濕澱粉勾芡即可。

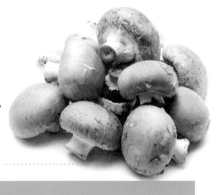

蔬菜類

洋菇

調節糖代謝，
穩定血糖

🍽 有益於防治糖尿病的營養成分

　　洋菇中含有硒，能防止過氧化物損害機體，有調節糖代謝、穩定血糖的作用。

🍴 食法要略

● 最好吃鮮洋菇，食用袋裝洋菇前一定要多漂洗幾遍。
● 購買洋菇宜選形狀規整，沒有黑點、斑點及發黏現象的為好。
● 洋菇適宜與肉搭配，營養才能被人體充分吸收利用。
● 做洋菇不宜放雞精和味精。

🍴 食療功效

　　中醫認為，洋菇具有寬腸益氣、散血等功效，能調節甲狀腺功能、提高免疫力、降血脂、降血壓、降血糖、預防便秘、減肥美容等。

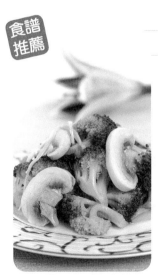

食譜推薦

洋菇燒綠花椰

食量提示
每天40克
為宜

📋 **原料**

洋菇60克，綠花椰140克，植物油8克，鹽、芝麻油各2克，蔥絲、薑絲各適量。

📋 **做法**

1. 綠花椰切成小塊，洋菇切片。
2. 油鍋燒熱，爆香蔥絲、薑絲，放綠花椰，加少許水煸炒片刻。
3. 放入洋菇、鹽、芝麻油，勾薄芡即可出鍋。

📋 **功效**

降糖、降脂，寬腸益氣，散血熱。

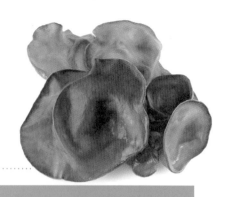

木耳 蔬菜類

改善胰島的
分泌功能，
平穩降血糖

🍽 有益於防治糖尿病的營養成分

　　木耳富含甘露聚糖、木耳多糖和膳食纖維，能夠修復受損的胰島細胞，提供胰島所需要的能量，充分改善胰島的分泌功能，平穩降低血糖。木耳能防止血栓形成，降低甘油三酯和膽固醇，延緩動脈粥樣硬化，有利於防治糖尿病併發冠心病和腦中風。木耳還含有豐富的鉀，有助於防治糖尿病合併高血壓症。

🍴 食法要略

- 泡發木耳最好用溫水或燒開的米湯，這樣可使木耳肥大鬆軟，味道鮮美。
- 木耳在泡發後仍緊縮在一起的部分不宜吃。
- 木耳有活血抗凝的功效，有鼻出血、齒齦出血、胃腸道出血等出血性疾病的人不宜食用。

🍴 食療功效

　　中醫認為，木耳性平，味甘，具有補氣養血、潤肺止咳、抗凝血、降壓、抗癌、運血等功效。

食譜推薦　黑白耳湯

食量提示
每天50～70克
為宜

📋 原料
銀耳15克，木耳15克。

📋 功效
滋補肝腎，適用於糖尿病性高血壓，對動脈硬化及眼底出血者有輔助療效。

📋 做法
1. 將銀耳、木耳泡發，洗淨備用。
2. 將泡發好的銀耳和木耳放入燉盅內，隔水燉煮1小時即可。

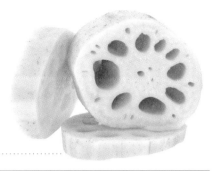

蔬菜類

藕

抑制尿糖，
降低血糖

🍽 有益於防治糖尿病的營養成分

藕含有大量的維生素C和膳食纖維，且含糖量也不算高，糖尿病患者適量食用能抑制尿糖，降低血糖，具有防治糖尿病、高血壓的作用。

🍴 食法要略

● 煮藕忌用鐵器，以免引起食物發黑。

● 藕既可生吃，也可做成熟食。

● 藕性寒，脾胃功能虛弱者不宜生吃。

🍴 食療功效

中醫認為，藕具有解渴生津、祛瘀清熱、止血健胃、益氣醒酒等功效，藕能刺激腸道，促進排便，對肝病、便秘、尿血、吐血等虛弱症者都有益。

食量提示

每天200克為宜，藕含澱粉較多，食用時應適量減少主食攝入

食譜推薦

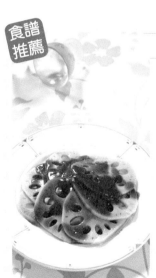

茄汁藕片

📋 原料

番茄醬20克，藕200克。

📋 做法

1.藕削皮，切片，放入沸水中汆燙5分鐘，撈出過涼。

2.將番茄醬倒在藕片上即可。

📋 功效

降糖，減肥，健脾開胃，增進食欲。

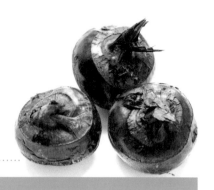

荸薺

防治糖尿病
合併高血壓
及尿多症

蔬菜類

🍽 **有益於防治糖尿病的營養成分**

　　荸薺又名馬蹄，含有豐富的磷，不但對骨骼發育和牙齒生長有利，還可促進體內蛋白質、脂肪、糖三大物質的代謝，特別是對糖尿病伴高血壓及尿多症有較好的防治作用。

🍴 **食法要略**

● 荸薺不宜生吃，因為它生長在泥中，外皮和內部都可能附著細菌和寄生蟲，所以一定要煮熟、煮透方可食用。

● 荸薺澱粉含量較多，糖尿病患者要適量食用。

● 荸薺性寒涼，脾胃虛寒及血虛者忌食。

🍴 **食療功效**

　　中醫認為，荸薺具有涼血解毒、益氣安中、清熱生津、利尿通便、化濕祛痰、開胃消食、降壓等功效。可用於治療黃疸、痢疾、小兒麻痹、便秘等的輔助食療，對各種急性傳染病、癌症也有一定的防治作用。

食譜推薦

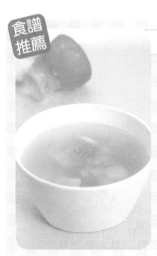

海蜇荸薺湯

食量提示
每天5～6個為宜

🥣 **原料**
海蜇皮100克，荸薺12個。

🥣 **做法**
1. 荸薺去皮、切片。
2. 海蜇洗淨與荸薺一同放入鍋內，加水燉煮10分鐘即可。

🥣 **功效**
降糖，降壓，清心降火，益肺涼肝，對糖尿病性高血壓有輔助療效。

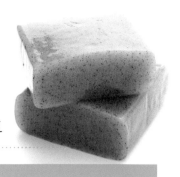

蔬菜類

蒟蒻

降低餐後血糖，
預防糖尿病合併
肥胖症、高脂血症

🍽 有益於防治糖尿病的營養成分

蒟蒻是膳食纖維和水分含量較多的食品，且熱量低，糖尿病患者食用後不僅有飽腹感，還能延緩身體對葡萄糖的吸收，可有效降低餐後血糖，減輕胰臟的負擔，使糖代謝處於良性循環狀態，避免血糖出現驟然下降的現象。對糖尿病伴有肥胖症、高脂血症有很好的療效。

🍴 食法要略

● 蒟蒻有一種特殊的味道，可在製作前先用清水浸泡2小時左右，中間換兩次水，然後再用沸水汆燙3分鐘，即可除去此味道。
● 蒟蒻一次不宜食用過多，否則會引起腹脹的不適感覺。

🍴 食療功效

中醫認為，蒟蒻具有潤腸通便、補鈣、平衡水分、排毒等功效，有提高免疫力、抗癌抑菌、減肥等作用。

食譜推薦

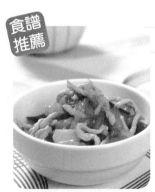

食量提示
每天80克
為宜

爆炒蒟蒻絲

🍱 原料

豬瘦肉50克，蒟蒻160克，小黃瓜100克，老抽3克，料酒、乾澱粉各10克，鹽3克，雞精2克。

🍱 做法

1. 將豬瘦肉切絲，用料酒、老抽和乾澱粉裹勻，醃製一會。
2. 將蒟蒻蒸熟，切成細絲；小黃瓜切片。
3. 油鍋燒至七分熱時放入醃製好的豬肉絲滑散。
4. 放蒜片爆香，放小黃瓜片、蒟蒻絲、鹽，溜炒3分鐘，放雞精調味即可。

🍱 功效

降糖，潤腸通便，補鈣，平衡水分，排毒。

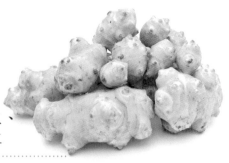

蔬菜類

洋薑

控制血糖，對
糖尿病性肥胖症、
高脂血症有療效

🍽 有益於防治糖尿病的營養成分

　　洋薑又名菊芋，洋薑提取菊糖，可治療糖尿病。其對血糖具有雙向調節作用。洋薑中含有較多的磷和大量的膳食纖維，不但能利尿，還能控制血糖、降低血脂、減肥，對糖尿病性肥胖症、高脂血症有較好的療效。

🍴 食法要略

- 可熬粥或醃製食用。
- 消化功能弱、大便溏稀者慎食。
- 購買洋薑時宜選色澤嫩黃，塊莖潔淨的為好。

🍴 食療功效

　　中醫認為，洋薑具有利水祛濕、和中益胃、清熱解毒等功效，適用於糖尿病、水腫、小便不利者。經常食用能提高人體免疫功能、預防腸道腫瘤、防齲齒、抗衰老，促進人體礦物質的吸收等。

食譜推薦

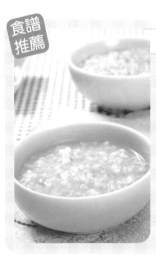

食量提示
每天40克
為宜

洋薑粥

🍲 **原料**
洋薑80克，粳米120克，鹽適量。

🍲 **做法**
1. 粳米淘洗乾淨，入鍋，加水適量煮沸。
2. 將洋薑洗淨，切細丁，放入鍋中與粳米一塊熬煮成粥，放鹽調味即可。

🍲 **功效**
降糖，降脂，利水祛濕，和中益胃，清熱解毒。

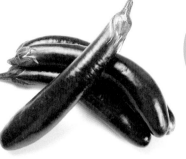

蔬菜類

茄子

預防糖尿病引起的視網膜出血及糖尿病性高血壓、高脂血症

🍽 有益於防治糖尿病的營養成分

　　茄子中的脂肪及熱量極低，還富含維生素P，能軟化血管，對微細血管有很強的保護作用。茄子中所含的皂苷、龍葵素有降低膽固醇及抗癌的功效。經常食用茄子可防治糖尿病引起的視網膜出血及糖尿病性高血壓、高脂血症等。

🍴 食法要略

- 儘量不要削去茄子的紫皮，因為茄子皮含有豐富的維生素E和維生素P，這兩種維生素對軟化血管及提高身體免疫力大有好處。
- 茄子切開後容易發黑，如果把它放在鹽水中浸泡一會兒就不會發黑了。
- 秋後的老茄子含有較多的茄鹼，對人體有害，忌食。
- 脾胃虛寒者不宜多吃茄子。

🍴 食療功效

　　中醫認為，茄子有清熱活血、消腫止痛等功效，紫皮茄子對高血壓、咯血、皮膚紫斑、動脈硬化、慢性胃炎、腎炎水腫、維生素C缺乏症均有一定的食療作用。

食譜推薦

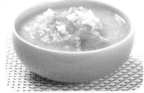

茄子肉粥

食量提示
每天70克為宜

🍚 原料

茄子150克，肉末30克、大米100克，植物油10克，雞精、鹽各適量。

🍳 做法

1.茄子切絲，入水焯一下，瀝去水分備用。
2.油鍋燒熱，放入肉末煸炒。
3.放入茄絲，快熟時加入雞精、鹽翻炒出鍋。
4.將粳米熬成粥後，拌入炒好的茄絲肉末即可。

🍶 功效

降糖，降壓，降脂，清熱活血，消腫止痛。

蔬菜類

辣椒

防治糖尿病性
心臟病、
高脂血症

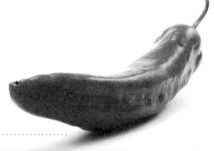

🍽 有益於防治糖尿病的營養成分

辣椒中所含的辣椒素能提高胰島素的分泌量，還可保護能調節糖代謝的激素。辣椒中豐富的維生素C可控制心臟病及冠狀動脈硬化，降低膽固醇，這對防治糖尿病性心臟病、高脂血症有較好的療效。

🍴 食法要略

- 炒好的辣椒灑些醋，既可減少維生素C流失，又可減輕辣味，味道也不錯。
- 用油稍微爆炒過的辣椒不僅可發出辛辣的香味，且能提高保健功效。
- 辣椒會刺激胃黏膜，性熱，胃病、陰虛火旺、咳嗽、眼病、痔瘡和便秘者忌食。
- 高血壓、肝炎、腎炎、肺炎、咽喉炎、牙痛、癰腫者慎食辣椒。

🍴 食療功效

中醫認為，辣椒具有散寒除濕、開胃消食、發汗解鬱等功效，能增強胃腸蠕動，促進血液循環，降低血糖，改善怕冷、血管性頭痛、睡眠不好等症狀。

食譜推薦

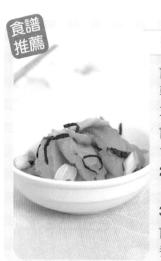

辣椒炒苦瓜

食量提示
每天60克
為宜

📦 **原料**
乾紅辣椒10克、苦瓜250克，植物油10克，蔥末、蒜末、料酒、雞精、鹽、芝麻油各適量。

📦 **做法**
1. 乾紅辣椒用開水浸泡1小時、切絲，苦瓜切片。
2. 油鍋燒熱，放辣椒煸出紅油，下入蔥末、蒜末、料酒、苦瓜，炒至斷生。
3. 加鹽、雞精、芝麻油調味即可。

📦 **功效**
養血益氣，補腎健脾，滋肝明目，利尿涼血。

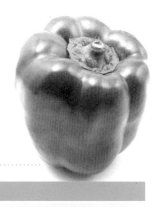

 蔬菜類

青椒

穩定血糖，減少動脈硬化及冠心病、高血壓的發生

🍽 有益於防治糖尿病的營養成分

青椒中所含的硒較為豐富，硒能夠明顯促進細胞對糖的攝取。糖尿病患者如果經常食用青椒，不但可穩定血糖，還能改善糖、脂肪等物質在血管壁上的沉積，降低血液黏稠度，減少動脈硬化及冠心病、高血壓的發生。

🍴 食法要略

- 青椒適合急火快炒，這樣能保持青椒脆嫩，還能避免營養丟失。
- 洗青椒時不要切開再洗，而應洗乾淨再切，這樣既衛生又能避免營養流失。
- 辣味過重的青椒，易引發痔瘡、疥瘡等，應少食。
- 有潰瘍、食道炎、咽喉腫痛、咳喘等症者忌食青椒。

🍴 食療功效

中醫認為，青椒具有溫中下氣、散寒除濕等功效。青椒特有的辣味能增進食欲，幫助消化，防止便秘。

 食譜推薦

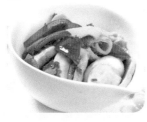

青椒溜羊肚

食量提示
每天60克為宜

📋 **原料**

青椒200克、熟羊肚100克，洋菇50克，料酒、雞湯、芝麻油、鹽、雞精、香菜末、水澱粉各適量。

📋 **做法**

1. 將青椒、羊肚切片，備用。
2. 鍋裡加入雞湯，放羊肚、洋菇、料酒，燒沸後撇去浮沫。
3. 放青椒稍煮，用水澱粉勾薄芡。
4. 放芝麻油、鹽、雞精、香菜末調味即可。

📋 **功效**

降壓，降糖，降脂，健脾補虛，固表止汗。

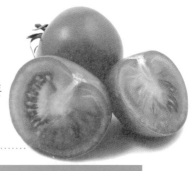

蔬菜類

番茄

降低血糖，輔助治療糖尿病性心臟病、高血壓、腎臟病

🍽 有益於防治糖尿病的營養成分

番茄含有豐富的維生素P、維生素C、B族維生素及胡蘿蔔素，可降低血糖，減少血小板黏稠度，預防動脈硬化，對糖尿病性心臟病、高血壓、腎臟病有一定的輔助治療作用。

🍴 食法要略

- 烹製番茄時稍加點醋，就能破壞其中的有害物質番茄鹼。
- 烹製番茄的時間不要太長，以免破壞裡面的營養成分。
- 青色未熟的番茄不宜食用。
- 不要空腹吃番茄，以免引起胃脹、胃痛。

🍴 食療功效

中醫認為，番茄具有生津止渴、健胃消食、清熱解毒、降血壓等功效，還能維持胃液正常分泌，促進消化。

食譜推薦

食量提示
每天200～400克為宜

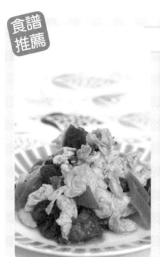

番茄炒雞蛋

🍚 **原料**
番茄400克，雞蛋2個，青椒50克，植物油10克，蔥花、鹽各適量。

🍚 **做法**
1. 將雞蛋炒熟，盛出。
2. 熱油鍋，爆香蔥花，再放入番茄、青椒、鹽煸炒片刻，最後放入雞蛋炒勻即可。

🍚 **功效**
降糖，降壓，清熱解毒，健胃消食，溫中下氣，抗衰老，利減肥。

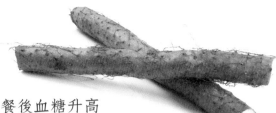

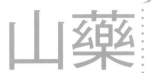

山藥

控制餐後血糖升高

蔬菜類

有益於防治糖尿病的營養成分

山藥含有大量黏蛋白、澱粉酶、皂苷、游離氨基酸、多酚氧化鎂、可溶性纖維等營養物質，幾乎不含脂肪，糖尿病患者食用後，能推遲胃內食物的排空時間，控制餐後血糖升高。

食法要略

- 山藥必須去皮食用。去皮時必須戴上手套，以免山藥皮中的皂角素和黏液中的植物鹼引起皮膚過敏，出現紅腫和癢痛現象。
- 製作山藥的時間不宜過長，因為山藥中的澱粉酶不耐高溫，久煮會損失其營養成分。同時忌用銅鍋或鐵鍋烹製。

食療功效

中醫認為，山藥具有健脾補肺、固腎益精、聰耳明目、強筋骨、助五臟等功效。能預防心血管系統的脂肪沉積，防止動脈硬化等疾病。

食量提示

每天60克為宜，山藥中澱粉含量較高，食用時應適當減少主食的量

食譜推薦

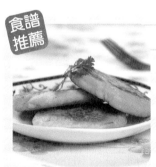

山藥餅

原料

山藥500克，糯米粉300克，雞蛋1個，植物油10克，鹽3克。

做法

1. 山藥煮熟去皮，碾碎；雞蛋攪成蛋液，備用。
2. 麵粉中放入碾碎的山藥和雞蛋液，加少許鹽揉勻，擀成麵餅狀。
3. 煎鍋放油加熱，將山藥餅放入鍋中烙熟即可。

功效

降糖降壓，健脾補肺，固腎益精，聰耳明目。

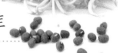

蔬菜類

綠豆芽

有效控制餐後
血糖上升,防治
糖尿病及其併發症

🍽 有益於防治糖尿病的營養成分

綠豆芽含有豐富的營養物質,熱量低、膳食纖維豐富,可有效控制餐後血糖上升,對防治糖尿病及併發症有一定的療效。

🍴 食法要略

- 綠豆芽既可涼拌又可爆炒。
- 綠豆芽性寒,食用時加一點薑絲,以袪寒性。
- 綠豆芽烹飪時要急火快炒;涼拌時應先用沸水焯一下,可去除豆腥味。

🍴 食療功效

中醫認為,綠豆芽具有清熱解毒、利尿除濕等功效,可清除血管壁中膽固醇和脂肪的堆積,防治心血管病變,還有降壓、降脂、解毒等作用。

食譜推薦

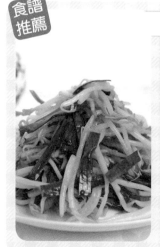

食量提示
每天50克
為宜

韭菜炒綠豆芽

🍶 原料
韭菜250克,綠豆芽100克,植物油、蔥絲、薑絲、鹽各適量。

🍶 做法
1. 油鍋燒熱,熗蔥絲、薑絲,再放入綠豆芽翻炒幾下。
2. 放入韭菜、鹽,炒勻即可。

🍶 功效
降糖,降脂,溫陽行氣,散瘀解毒,利水消腫。

黃豆芽

有效控制餐後
血糖上升，防治
糖尿病及其併發症

🍽 有益於防治糖尿病的營養成分

黃豆芽與綠豆芽一樣，含有豐富的營養物質，具有熱量低、膳食纖維豐富的特點，可有效控制餐後血糖上升，對防治糖尿病及其併發症有一定的療效。

🍴 食法要略

● 黃豆芽既可涼拌又可爆炒。水焯或爆炒的時間既不要過長，也要保證熟透。

● 黃豆芽吃不完可焯熟後放進冰箱冷凍，退冰後絲毫不影響口味。

● 發黃豆芽時不要讓豆芽生得過長。

● 消化能力弱、脾胃虛寒者慎食黃豆芽。

🍴 食療功效

中醫認為，黃豆芽具有益智安神、抗病毒、抗疲勞、美容健體等功效，能減少體內乳酸堆積，預防神經衰弱、貧血等症，對糖尿病伴高血壓及動脈硬化有一定的防治作用。

食量提示
每天50克
為宜

黃豆芽炒火腿

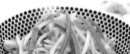

🍶 原料

黃豆芽150克，火腿肉100克，植物10克，蒜片5克，鹽、雞精各適量。

🍶 做法

1. 將火腿肉切絲。
2. 油鍋燒熱，熗蒜片，放入黃豆芽，加少許水燜一會兒。
3. 放火腿絲、鹽煸炒，加雞精調味即可盛出。

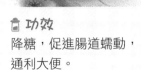

🍶 功效

降糖，促進腸道蠕動，通利大便。

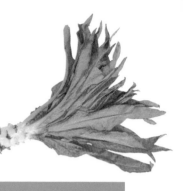

萵筍

改善糖代謝，
降低血糖、尿糖

有益於防治糖尿病的營養成分

　　萵筍含有較多的煙酸，煙酸是胰島素的啟動劑，可改善糖的代謝功能，有降低血糖、尿糖等作用。萵筍還含有豐富的維生素、無機鹽，常吃對糖尿病性高血壓、心臟病有較好的防治作用。

食法要略

- ●萵筍的做法很多，涼拌、烹炒都可以，但都要保持它脆嫩的特色。
- ●烹炒時要急火快炒，切忌時間過長，以致營養損失。
- ●吃萵筍時不要丟棄葉子，因為葉子中所含的營養成分更高。
- ●萵筍怕鹹，鹽要少放一點。

食療功效

　　中醫認為，萵筍具有鎮靜、除濕、利尿、降壓、健胃消食等功效，對防治缺鐵性貧血、改善肝臟功能有一定輔助療效，還有助於抵禦風濕性疾病和痛風等。

食譜推薦

肉炒萵筍

食量提示
每天60克
為宜

原料
豬肉50克，萵筍120克，蛋清30克，料酒、老抽各5克，白胡椒、鹽、雞精、芝麻油各2克，薑絲、蔥絲、蒜片各適量。

功效
降糖，滋陰潤燥、健胃消食。

做法
1. 將萵筍削皮、切片。
2. 豬肉切薄片，放蛋清、料酒、老抽、白胡椒粉醃製20分鐘。
3. 植物油入鍋燒至七分熱，將豬肉滑散，放薑絲、蔥絲、蒜片煸出香味。
4. 放入萵筍片急火爆炒，放鹽、雞精、芝麻油調勻，即可出鍋。

（蔬菜類）

竹筍

延緩胃腸排空時間，避免餐後血糖驟然上升

🍽 有益於防治糖尿病的營養成分

竹筍具有低脂、低糖、高蛋白、多纖維等特點，非常利於糖尿病患者食用，能延緩胃腸排空時間，避免餐後血糖驟然升高，還有助於糖尿病性肥胖症的防治。

🍴 食法要略

● 竹筍食用前應先用開水焯一下，去除其中的草酸。

● 竹筍切法有講究，靠近筍尖的地方宜順切，下部宜橫切，這樣烹飪時既容易爛熟又可入味。

● 胃潰瘍、胃出血、腎炎、肝硬化、腸炎、尿路結石、低鈣、骨質疏鬆、佝僂病等患者不宜多吃。

🍴 食療功效

中醫認為，竹筍具有滋陰涼血、清熱化痰、利尿通便、養肝明目、解渴除煩等功效，可促進消化、防治大腸癌、乳腺癌等症，對便秘、肥胖、水腫、急性腎炎、喘咳等疾病有所幫助，對肺熱咳嗽、動脈硬化、冠心病也有一定的療效。

食譜推薦 **炒雙鮮**

食量提示
每天25克為宜

🍱 **原料**

竹筍50克，鮮香菇8朵，鹽、生抽各2克，植物油5克。

🍱 **功效**

延緩餐後血糖升高，降脂，清熱化痰，利尿通便。

🍱 **做法**

1. 將竹筍剝去外皮，洗淨，切成小條；香菇洗淨切片。

2. 水燒開後，將切好的竹筍和香菇先後倒入汆水片刻，瀝乾備用。

3. 炒鍋放入植物油，將汆過水的竹筍和香菇條倒入翻炒，快要熟時，依口味加入鹽、生抽，翻炒幾下即可出鍋。

蘆筍

防治糖尿病併發高血壓、視網膜損害、肥胖症

🍽 有益於防治糖尿病的營養成分

　　蘆筍所含的蛋白質、微量元素、碳水化合物及多種維生素的品質均高於其他蔬菜，特別是所含的香豆素、鉻等成分具有降低血糖、調節血液中脂肪與糖分濃度的作用。經常食用蘆筍，對糖尿病併發高血壓、視網膜損害、肥胖症等有較好的防治作用。

🍴 食法要略

● 蘆筍中的葉酸怕高溫，煮時要避免高溫，最好用微波爐中火加熱2～3分鐘。
● 炒製蘆筍前應先用沸水焯一下。
● 蘆筍含有較多的普林，痛風患者忌食。

🍴 食療功效

　　中醫認為，蘆筍具有利尿、鎮靜等功效，有防癌、抗癌、增強免疫力等作用，適宜水腫、膀胱炎、腎病、膽結石、肝功能障礙等症的輔助治療。

食譜推薦

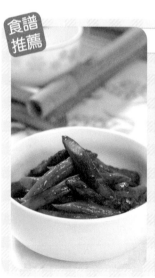

食量提示
每天50克為宜

茄汁蘆筍

🥫 原料

番茄醬20克，蘆筍100克，植物油5克，鹽、雞精各2克，芝麻油3克，水澱粉5克。

🥫 做法

1. 將蘆筍用水焯一下後切成三段，再斜切。
2. 油鍋燒熱，下入番茄醬煸炒片刻。
3. 放蘆筍段、適量清水、鹽、雞精，燒沸。
4. 放少許芝麻油，用水和澱粉勾芡即可。

🥫 功效

降糖、降壓，生津止渴，健胃消食，清熱解毒，利尿。

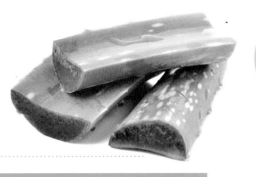

蔬菜類

蘆薈

調節血糖代謝，穩定血糖

🍽 有益於防治糖尿病的營養成分

蘆薈有一種能持續降低血糖濃度的物質，且蘆薈本身還具有胰島素樣的作用，能調節糖尿病患者體內的血糖代謝，對血糖的穩定有較好的作用，是防治糖尿病比較理想的蔬菜。

🍴 食法要略

● 蘆薈味苦，食用時需削去皮，水煮3～5分鐘可去除苦味。
● 孕期、經期及患有腹瀉、痔瘡、鼻出血者、兒童及體虛之人忌食蘆薈。
● 蘆薈有500多個品種，可食用的就幾個品種，因此不可亂吃。

🍴 食療功效

中醫認為，蘆薈具有鎮靜、強心、利尿、抗菌等功效，適用於痛風、哮喘、便秘、胃病、燒傷、燙傷、肥胖症、心臟病、高血壓等病症的輔助治療。

食譜推薦

蘆薈拌番茄

食量提示
每天20克為宜

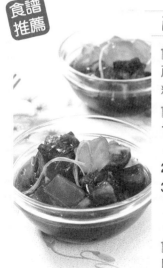

📋 原料

蘆薈60克，番茄200克，蔥絲5克，芝麻油、雞精各2克，醬油10克。

📋 做法

1. 將蘆薈水洗後去皮，入沸水鍋中煮3～5分鐘撈出，切丁。
2. 番茄洗淨，切丁。
3. 將蘆薈、番茄共放在盤中，將蔥絲、芝麻油、雞精、醬油調成汁澆在上面，拌勻後即可食用。

📋 功效

降糖，清熱解毒，潤腸通便。

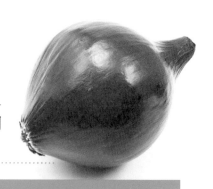

蔬菜類

洋蔥

刺激胰島素合成及釋放，調節血糖

🍽 有益於防治糖尿病的營養成分

洋蔥含有豐富的硒，可修復和保護胰島細胞免受損害，維持正常的胰島素分泌功能，調節血糖，使血糖保持穩定。洋蔥還含有一種抗糖尿病的化合物，具有刺激胰島素合成及釋放的作用，有助防治糖尿病。

🍴 食法要略

- 洋蔥宜選扁圓、不大不小、皮乾色紫的為好，一般紫皮洋蔥的營養成分要比白皮的高。
- 不可過量食用洋蔥，否則會產生脹氣和排氣。
- 患有眼病及皮膚瘙癢症者忌食。

🍴 食療功效

中醫認為，洋蔥具有降壓、降脂、止瀉止痢、殺菌消炎、利尿等功效，其含有的前列腺樣物質及能啟動血溶纖維蛋白活性的成分，能減少外周血管和心臟冠狀動脈的阻力，對心臟有保護作用。洋蔥可用於創傷、潰瘍、陰道炎、高血壓、高脂血症、心腦血管病、感冒、骨質疏鬆等疾病的輔助治療。

食譜推薦

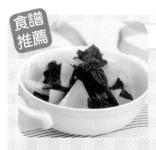

食量提示
每天50克為宜

洋蔥拌木耳

🥗 **原料**

洋蔥100克，木耳15克，芝麻10克，鹽、芝麻油、生抽、醋各適量。

🥗 **做法**

1. 木耳泡發、焯水、過涼。
2. 洋蔥切細絲，用涼水過一下，瀝乾水，備用。
3. 洋蔥與木耳放在盤中，加鹽、芝麻油、生抽、醋、芝麻拌勻即可。

🥗 **功效**

降糖，降壓，降脂，滋陰潤燥，養血益胃，殺菌消炎，利尿。

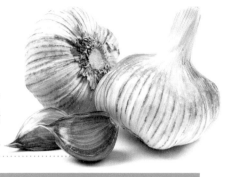

大蒜

促進胰島素合成，降糖效果顯著

🍽 有益於防治糖尿病的營養成分

大蒜含有豐富的硒，對胰島素的合成有一定的作用，降糖效果顯著。大蒜還含有一種「蒜精」，能明顯抑制某些葡萄糖生成酵素，有益於防治糖尿病。

🍴 食法要略

- 炒肉時放點大蒜，可去掉腥膻、提出香味，還能殺菌解毒、增進食欲。
- 醃製大蒜時間不要過長（大蒜稍微泛綠就可以食用），以免損害其營養素。
- 生食大蒜可防治感染性疾病。
- 有十二指腸潰瘍、胃潰瘍等胃腸疾病者忌食大蒜。
- 過量食用大蒜會影響視力。

🍴 食療功效

中醫認為，大蒜具有殺菌、解毒、消炎等功效，對大腸桿菌、痢疾桿菌、霍亂病菌及各種病菌有較強的滅殺作用；大蒜還能提高肝臟解毒能力、延緩衰老、預防流感、抗癌等。

食量提示
生蒜2～3瓣（8～10克）、熟蒜3～4瓣（10～12克）為宜

食譜推薦

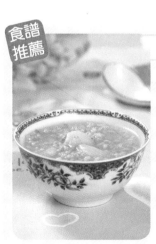

大蒜粥

🥄 **原料**
紫皮大蒜30克，粳米100克。

🥄 **做法**
1. 大蒜去皮，放沸水中煮1分鐘撈出。
2. 將粳米放入煮蒜水中煮成稀粥，再將蒜放入，同煮為粥。

🥄 **功效**
具有降糖、下氣健胃、解毒止痢的功效。

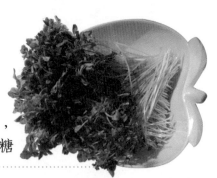

蔬菜類

豌豆苗

改善
糖耐量,
降低血糖

🍽 有益於防治糖尿病的營養成分

豌豆苗含有豐富的鉻,鉻是胰島素的輔助因數,可提高胰島素的效能,改善糖耐量,有降低血糖的作用。豌豆苗還含有豐富的優質蛋白及人體必需的各種氨基酸,對防治2型糖尿病有較好的作用。

🍴 食法要略

● 豌豆苗是豌豆萌發出2～4個子葉時的幼苗,最適宜做湯。
● 豌豆苗適合與富含氨基酸的食物搭配,可提高其營養價值。
● 豌豆苗不可多食,以免腹脹。

🍴 食療功效

中醫認為,豌豆苗具有理中益氣、補腎健脾、抗菌消炎、除煩止渴、和五臟、生精髓等功效,對心血管病、便秘、癌症有一定的輔助治療作用,對糖尿病患者也有很好的補益作用。

食量提示
每天50克
為宜

食譜推薦

肉炒豌豆苗

🍱 **原料**
豬瘦肉50克,豌豆苗150克,蛋清30克,鹽、生抽各2克,雞精、料酒、蔥絲、薑絲各適量。

🍱 **做法**
1. 豌豆苗洗淨,焯一下。
2. 豬肉切絲,用料酒、蛋清醃製20分鐘。
3. 油鍋燒熱後放豬肉絲滑散後盛出。
4. 鍋留底油,熗蔥絲、薑絲,放豬肉絲、豌豆苗、鹽、生抽煸炒,再以雞精調味即可。

🍱 **功效**
降糖,降脂,止尿,止瀉,消腫,促進腸胃蠕動,防止便秘。

韭菜

蔬菜類

降低血糖，防治糖尿
病合併冠心病、
高脂血症

有益於防治糖尿病的營養成分

韭菜含有豐富的膳食纖維，能改善糖尿病症狀，它含有的揮發性精油及硫化物，具有降低血糖的功效，對糖尿病及合併冠心病、高脂血症等病有較好的防治作用。韭菜含糖量很低，適合各類型糖尿病患者食用。

食法要略

- 韭菜既可炒、拌，又可做配料、做餡等。
- 韭菜煸炒時間不宜過長，否則既損失營養，又影響口感。
- 隔夜的熟韭菜不宜再吃。
- 韭菜適宜便秘、女性產後乳汁不足、寒性體質等人食用，但韭菜也不能吃太多，吃多的話會導致輕微腹瀉。

食療功效

中醫認為，韭菜具有溫中下氣、補腎益陽等功效，還有很好的殺菌作用，可用於寒性閉經、白帶異常、陽痿等疾病的輔助治療。

食譜推薦

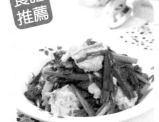

功效
降糖，並能促進腸道蠕動、保持大便暢通。

韭菜炒雞蛋

食量提示
每天80～100克為宜

原料
韭菜200克，雞蛋2個，植物油10克，鹽3克。

做法
1. 韭菜洗淨、切段。
2. 雞蛋打散，入油鍋炒熟，盛出。
3. 另起油鍋，放入韭菜煸炒片刻，放入雞蛋、鹽，炒勻即可。

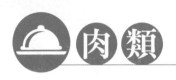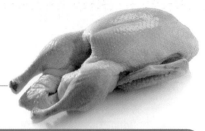

肉類

肉類食品對穩定血糖有什麼益處

　　肉類對於糖尿病患者來說是不可缺少的，因為肉類可以給人體提供脂肪、蛋白質、氨基酸以及礦物質。只要糖尿病患者能夠控制飲食的總熱量和堅持適量運動，在飲食中適當搭配些肉類對身體是有好處的，可以增強體質，更有利於防止併發症的發生。

　　肉類分紅肉和白肉，紅肉指牛肉、羊肉、豬肉等；白肉指雞肉、鴨肉、魚肉等。糖尿病患者最好吃白肉，因為白肉的脂肪含量相對少一些，蛋白質含量相對多一些，而且所含蛋白質是優質蛋白。尤其是魚肉，不僅具有上述優點，還含有兩種人體所必需的不飽和脂肪酸。因此，糖尿病患者適量吃些肉類和魚類，可有降血脂、抗血栓、改善大腦功能、增強抵抗力等功效。糖尿病患者選擇肉類食品時有一個竅門，就是：「吃四條腿的（畜）不如吃兩條腿的（禽），吃兩條腿的不如吃沒有腿的（魚）」。

肉類食品吃多少為宜

　　糖尿病患者對肉類的攝入應適當控制。肉類中的蛋白質占總熱量的12%～20%，對一個中等體型的糖尿病患者來說，每日所需蛋白質總量為每公斤體重0.8～1.2克；對孕婦、身體虛弱、有消耗性疾病者可適當增加到每公斤體重1.5～2克。

　　一般糖尿病患者每天吃肉食以100～150克為宜，若每天吃150克肉食，建議畜肉、禽肉和魚肉各50克。

哪些肉類儘量不吃，哪些肉類可適量少吃

　　儘量不吃：香腸、火腿、羊肉、肉罐頭、豬腦、牛腦、羊腦、豬肉

鬆、炸雞。

適量少吃：豬肚、牛肚、羊肚、豬心、雞心、豬肝、羊肝、牛肝、鵝肝、豬腰、羊腰、牛腰、豬肺、豬蹄、豬腸、清蒸豬肉、煨牛肉。

肉類食品什麼時候吃合適

由於肉類食後有飽腹感，不易消化，因此糖尿病患者最好選擇在正餐吃。可按糧食類的方式分配到三餐。

肉類食品怎樣與其他食物合理搭配

肉類最好與蔬菜搭配著吃，如雞肉搭配胡蘿蔔、小黃瓜、木耳、蘑菇、茭白；鴨肉搭配萵筍、葫蘆；魚肉搭配馬蹄、芋頭等，這樣維生素、蛋白質都有了，還可以保證人體必需氨基酸的供給。

吃肉類食品應該注意什麼問題

- 最好是買肉回來自己燒，這樣既衛生又安全。
- 儘量不要經常吃烤肉、燻肉之類的食品。

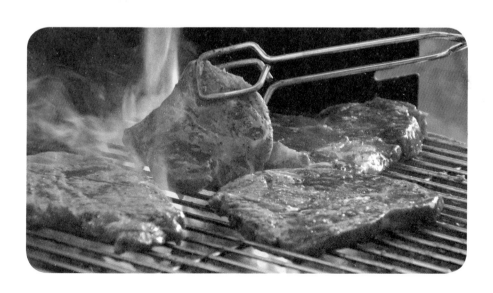

運動降糖的注意事項

　　眾所周知，適量運動是控制血糖的方法之一，但糖尿病患者在運動的過程中有些問題需要注意：

　　1.由於糖尿病患者有可能出現低血糖的症狀，因此在運動前應先檢查血糖水準，若血糖過低，可進食一些含碳水化合物的小食品，例如餅乾，以預防出現低血糖。

　　2.糖尿病患者不能如常人那樣隨意大強度鍛煉，隨意調節體內血糖，故運動和飲食、用藥等一樣都要定時定量，尤其不可空腹運動。

　　3.最佳運動時間在餐後1.5～2小時後，因為此時血糖處於高峰期，運動有助於血糖迅速轉化。

　　4.確保運動前有足夠熱身，運動後期步伐亦要逐漸減慢。

　　5.運動期間及之後要多飲水。

　　6.若飯後常出現血糖升高，可考慮飯後散散步，有助改善症況。

　　7.若同時患有其他疾病，例如嚴重的視網膜病或高血壓，以步行、踏單車、游泳等運動較為理想。

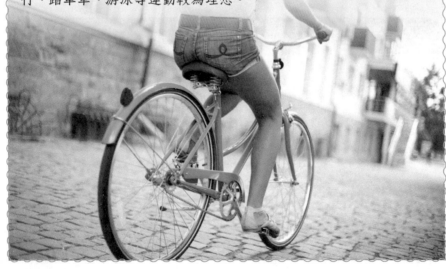

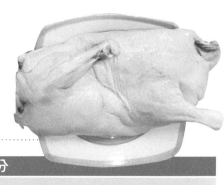

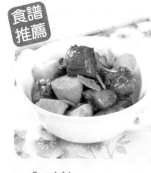

肉類

鴨肉

補充B族維生素，穩定血糖

🍽 有益於防治糖尿病的營養成分

鴨肉的蛋白質含量比畜肉高很多，而脂肪又比畜肉低，且味道鮮美，將鴨肉與芡實搭配，對糖尿病脾虛水腫有一定的防治作用。

🍴 食法要略

- 烹飪鴨肉時加點鹽，能有效溶出含氮浸出物，使味道更鮮美。
- 煲老鴨湯時，在鍋裡放一些木瓜皮，其中的酵素會加速鴨肉變黏，使湯更加美味黏稠。
- 有胃腹疼痛、腹瀉、腰痛、痛經、受涼引起的食欲減退者忌食鴨肉。

🍴 食療功效

中醫認為，鴨肉具有滋陰養胃、健脾利水、清肺解熱、定驚解毒等功效，鴨肉所含的B族維生素、維生素E可延緩衰老。對心肌梗死等心臟病、神經炎、腳氣病、便秘、水腫、身體虛弱均有一定的輔助療效。

食譜推薦

食量提示
每天60克為宜

鴨肉燴山藥

🧂 原料

鴨肉180克，山藥180克，植物油10克，蔥絲、薑片、料酒、老抽、鹽各適量。

🍲 做法

1. 山藥削皮、切塊，鴨肉切塊、焯水，撈出，瀝淨水分備用。
2. 油鍋燒熱，放入鴨肉煸炒至變色。
3. 放蔥絲、薑片、料酒、老抽、水，用大火燒開。
4. 改小火燉煮至將熟，放入山藥塊、鹽，燉熟即可。

🧂 功效

消除油膩，減輕體內脂肪堆積，降糖，降脂。

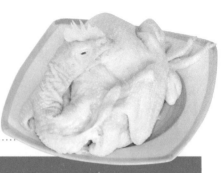

肉類

雞肉

糖尿病患者
良好的蛋白
質來源

🍽 有益於防治糖尿病的營養成分

　　糖尿病患者蛋白質的消耗量比正常人多，所以需要適量補充蛋白質。雞肉含有豐富的優質蛋白質及磷脂類，與畜類相比具有低脂、低熱等特點，且雞肉營養豐富，對糖尿病有很好的滋補作用，糖尿病患者經常食用可強身健體，增強抵抗力。

🍴 食法要略

- 雞肉的營養高於雞湯。
- 冷凍的雞肉有股腥味，將雞肉解凍後，撒上薑末，加入生抽醃製20分鐘可去除腥味。
- 雞屁股是淋巴最為集中的地方，儲藏著很多病菌、病毒和致癌物，應切除。
- 痛風患者不宜喝雞湯。

🍴 食療功效

　　中醫認為，雞肉具有溫中益氣、補精添髓、益五臟、補虛損、活血脈等功效，對營養不良、乏力疲勞、畏寒怕冷、月經不調、貧血、虛弱等症有較好的食療作用。

食譜推薦　**雞丁炒豌豆**

食量提示
每天100克
為宜

🥫 原料

雞肉200克，青豌豆300克，胡蘿蔔50克，植物油6克，醋5克，醬油、鹽各3克，芝麻油、雞精各2克，料酒、蛋清、澱粉各適量。

🥫 功效

降糖，降脂，理中益氣，補腎健脾，除煩止渴。

🥫 做法

1. 胡蘿蔔削皮、切丁。
2. 雞肉切丁，用料酒、蛋清、鹽、澱粉醃製後，入油鍋滑散，熟透後撈出。
3. 將青豌豆入油鍋煸炒至熟，盛入雞丁盤內拌勻。
4. 將醬油、醋、芝麻油、雞精放入碗中調成汁，澆在雞丁上即可。

牛肉

（肉類）

提高
胰島素
合成代謝率

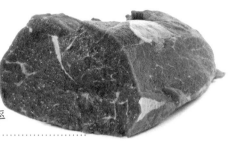

🍽 有益於防治糖尿病的營養成分

牛肉的含鋅量在肉類中較高，鋅不但能提高胰島素合成代謝的效率，還能支持蛋白質合成，增強肌肉力量，起到控制血糖的作用，對防治糖尿病有一定的療效。

🍴 食法要略

● 牛肉不易煮爛，燉煮時加山楂，或用捶肉棒敲打幾下，就容易爛熟入味了。
● 燉牛肉時最好把水一次性加好，即使中間需要添水也要添加開水，因為如果加入涼水，肉質就會僵硬，既不容易燉熟，又會影響口感和味道。
● 牛肉宜清燉，這樣可使營養成分得到較好的保存。
● 牛肉屬於發物，有過敏、發熱、疔瘡、濕疹、腫毒者忌食。
● 患肝病、腎病及服用氨茶鹼類藥物後，忌食牛肉。

🍴 食療功效

中醫認為，牛肉具有補中益氣、滋養脾胃、化痰熄風、止咳等功效，冠心病、高血壓、肥胖症、血管硬化、糖尿病等患者食用可對疾病有所幫助。

青椒炒牛肉

食量提示
每天80克
為宜

🍱 原料
青椒100克，牛肉150克，植物油、蔥絲、料酒、醬油各5克，鹽3克，雞精、芝麻油各2克，清湯適量。

🍱 功效
降糖，降膽固醇，補中益氣，增進食欲，促進消化。

🍱 做法
1. 青椒切片；牛肉切片，入沸水汆熟。
2. 油鍋燒熱，爆香蔥絲，放牛肉片、料酒、醬油、鹽、清湯，煮至熟透入味。
3. 放青椒、雞精、芝麻油，調勻即可。

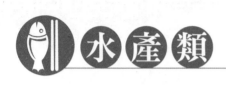

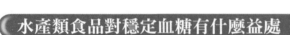

水產類食品對穩定血糖有什麼益處

　　水產類食品，特別是海產品，如海魚、蝦蟹、海藻、貝類等，具有較高的營養價值，能為人體提供大量的優質蛋白、脂肪和豐富的膳食纖維，還含有大量人體所必需的微量元素，特別是碘。且水產品肉質細膩、味道鮮美、容易消化，對糖尿病患者來說，適量吃一些海魚、海帶、紫菜、海白菜等水產類食品，對穩定血糖、尿糖，防止併發症很有益。

水產類食品吃多少為宜

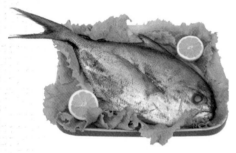

　　吃水產品時，比如吃魚，最好一次不要超過300克，如超量應相應減少主食或其他副食的攝入量，這樣可保持一天攝入的總熱量不變。如果吃蝦蟹之類的海鮮更要控制量，因為此類食品所含脂肪量（特別是膽固醇）超標。

　　糖尿病患者最好一周吃2～3次水產類食品，如果想吃魚和蝦，最好分開吃，不宜同時吃。

哪些水產類食品可適量少吃

　　煮對蝦、煮河蝦、煮鮑魚、烤魷魚、鮑魚乾、海參乾、清蒸鯰魚、清燉胖頭魚、鯪魚罐頭、乾貝等。

水產類食品怎樣與其他食物合理搭配

　　吃魚或蝦時，應在保證總熱量不超標的情況下，搭配些蔬菜和主食，

這樣既保證攝入了蛋白質，又攝入了碳水化合物及各種維生素，可達到營養均衡，滿足身體的需要。

吃水產類食品應該注意什麼問題

●不要吃無鱗魚、不新鮮的魚。

●儘量少吃烤製、醃製或罐頭類水產品，因為這類食品一是太鹹，二是內含各種防腐成分和添加劑，食用後對身體不利。

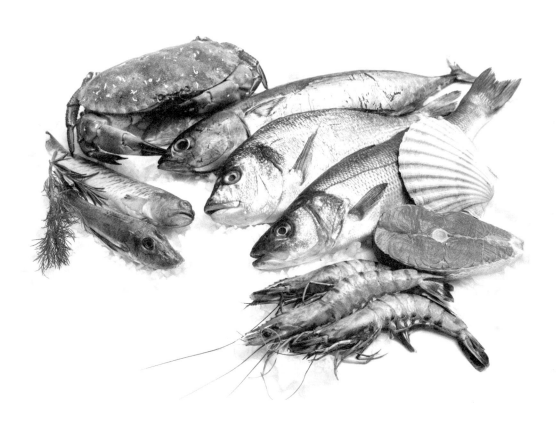

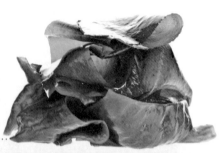

海帶

水產類

改善人體糖耐量，降低血糖保護胰島細胞

🍽 有益於防治糖尿病的營養成分

　　海帶中的海帶多糖能使人體內的糖耐量得到改善，不但能降低血糖，且對胰島細胞有保護作用，能修復受損的胰島細胞，使之正常發揮作用。

🍴 食法要略

- 海帶買回來後，先放到蒸鍋裡蒸半個小時，然後再用水清洗浸泡，這樣海帶就不會變硬。
- 患有甲亢者、孕婦及乳母不宜吃海帶。
- 海帶性涼，脾胃虛寒、大便溏稀者忌食。

🍴 食療功效

　　中醫認為，海帶具有抗菌、抗病毒、抗癌、抗氧化、抗輻射、降壓、降脂的功效，可調節內分泌，促進消化，抑制紅血球和血小板聚集，改善微循環，消除乳腺增生，預防白血病、骨痛等。

食譜推薦

涼拌海帶豆腐乾

食量提示
每天150～200克（水發）為宜

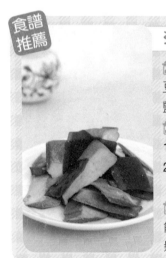

🏺 **原料**
豆腐乾100克，水發海帶300克，芝麻油、鹽、生抽各3克，香醋5克，雞精2克。

🏺 **做法**
1. 豆腐乾切片，海帶洗淨，切段裝盤。
2. 放芝麻油、鹽、生抽、香醋、雞精拌勻即可食用。

🏺 **功效**
能改善糖耐量，降低膽固醇，預防骨質疏鬆，對肥胖、病後調養有好處。

水產類

紫菜

降低血糖，防治糖尿病性冠心病、高血壓

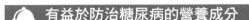

🍽 有益於防治糖尿病的營養成分

　　紫菜含有豐富的硒，硒具有與胰島素相同的調節糖代謝的生理活性，能降低血糖，還能明顯促進細胞對糖的攝取，改善糖、脂肪等物質在血管壁上的沉積，降低血液黏稠度，減少動脈硬化，對糖尿病伴發的冠心病、高血壓有較好的防治作用。

🍴 食法要略

● 紫菜在食用前應用水清洗一下，以便去除雜質和病菌。
● 煮紫菜的時間不可過長，以免損失營養成分。
● 大便溏稀及消化功能不好者慎食紫菜。

🍴 食療功效

　　中醫認為，紫菜具有消腫、解毒、降壓、降脂、促進骨骼增長等功效，適用於甲狀腺腫大、腳氣病、肺病、肝臟病、胃腸疾病、心血管病、咳嗽、貧血、慢性支氣管炎、夜盲症、胃潰瘍等疾病的輔助治療。紫菜還有增強記憶的作用。

食譜推薦

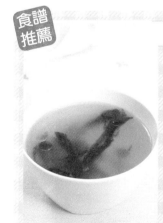

紫菜湯

食量提示
每天15克為宜

🥢 **原料**
紫菜30克，雞湯500克，鹽2克，芝麻油2克，香蔥末3克。

🥢 **做法**
1.雞湯入鍋燒沸。
2.放入紫菜、鹽、香蔥末和芝麻油即可出鍋。

🥢 **功效**
降糖，降脂，對糖尿病性高脂血症有輔助療效。

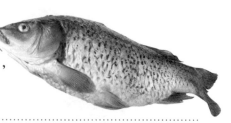

水產類

鯉魚

調節內分泌，
控制血糖，
防治糖尿病

🍽 有益於防治糖尿病的營養成分

鯉魚含有豐富的蛋白質及各種營養素，能夠對糖尿病患者的內分泌代謝起到調節作用，對控制血糖、防治糖尿病有一定的療效。

🍴 食法要略

● 處理鯉魚時應把魚身兩側的白筋去掉，以免做出的魚有腥味。具體去筋方法：在靠近魚頭的地方橫切一刀（深約半公分，從切口處可看見白色的筋），再在魚尾橫切一刀。然後一隻手捏住筋往外抽，另一隻手把菜刀放平輕拍魚身，就可順利抽出白筋。

● 烹製鯉魚時不要放味精，因為鯉魚本身就有鮮味。

🍴 食療功效

中醫認為，鯉魚具有健脾開胃、清熱解毒、利水消腫、止咳下氣等功效，對水腫、腹脹、少尿、黃疸、煩渴等有一定的療效。

食譜推薦

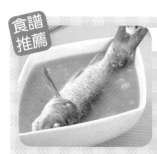

食量提示
每天100克
為宜

銀耳燉鯉魚

🥫 **原料**

銀耳30克，鯉魚1條（約500克），蔥絲、薑絲、蒜末各5克，醋、老抽、料酒各10克，鹽4克。

🥫 **做法**

1. 將鯉魚收拾乾淨，入油鍋，兩面煎成金黃色，盛出備用。

2. 油鍋加熱，放蔥絲、薑絲、蒜末、醋、老抽、料酒、鯉魚、銀耳、鹽及適量開水，小火燉煮至魚熟即可。

🥫 **功效**

健脾開胃，清熱解毒，利水消腫，對腹脹、少尿、黃疸、煩渴有輔助療效。

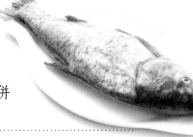

水產類

鱸魚

輔助治療
糖尿病合併
肝臟疾病

🍽 有益於防治糖尿病的營養成分

鱸魚含有豐富的蛋白質、鈣、鐵、磷、鉀、鎂、硒等營養成分，經常食用有助於促進胰島素的形成和分泌，維持血糖平衡。

🍴 食法要略

● 鱸魚適用於燒、燉、清蒸、油浸等烹調方法，尤以清蒸、油浸最能體現出鱸魚清淡、鮮香的特點。

● 清洗鱸魚時要將魚肝清除掉，因為其中含有有毒物質。

● 一般人均可食用，脾胃蘊熱者不宜食用；瘙癢性皮膚病、內熱、蕁麻疹、癬病者應忌食。

🍴 食療功效

鱸魚味甘、性溫，有健脾補氣、溫中暖胃、散熱的功效，尤其適合冬天食用。可治療脾胃虛弱、食欲減退、瘦弱乏力、腹瀉等症狀；還具有暖胃、補氣、澤膚、烏髮、養顏等功效。

食譜推薦 蔥油鮮鱸魚

食量提示
每天100克
為宜

📋 **原料**

鱸魚1條（約500克），鹽3克，料酒、醬油各10克，雞精、蔥薑絲、花椒、薑片、蔥段、乾辣椒絲、香菜葉、芝麻油各適量。

📋 **功效**

維持血糖平穩，溫胃暖氣，增強體質。

📋 **做法**

1. 將鱸魚去內臟洗淨，在魚身上切「人」字花刀。

2. 鍋內放入清水，開鍋後加入鹽、醬油、雞精、料酒、花椒、薑、蔥段煮一會兒，放入鱸魚用小火煮10～15分鐘，取出裝入盤中，撒上鹽、蔥薑絲、辣椒絲待用。

3. 起油鍋，油溫八分熱時放入蔥段、薑片爆出香味時，拾出蔥、薑，將油澆到魚身上，撒上香菜葉即可。

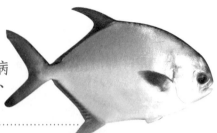

水產類

銀鯧

防治糖尿病
性心臟病、
高脂血症

🍽 有益於防治糖尿病的營養成分

　　銀鯧含有豐富的硒和鎂，這兩種物質能促進細胞對糖的攝取，尤其硒具有與胰島素相同的調節糖代謝的生理活性，可降低血糖。銀鯧還含有豐富的不飽和脂肪酸，能有效降低血液中膽固醇的含量。糖尿病患者經常食用銀鯧，對防治糖尿病性心臟病、高脂血症有較好的輔助作用。

🍴 食法要略

- 烹飪銀鯧時不要放味精。
- 銀鯧屬於發物，有慢性疾病或皮膚過敏者不宜食用。
- 新鮮銀鯧色澤銀白、閃亮，魚眼清亮；如色澤灰暗、魚眼暗淡則為不新鮮，不宜購買。

🍴 食療功效

　　中醫認為，銀鯧具有降脂、降糖、抗癌、延緩機體衰老等功效。

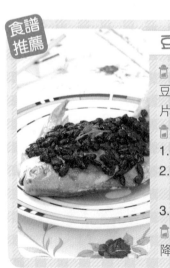

食譜
推薦

豆豉蒸銀鯧

食量提示
每天1條
為宜

🧂 原料

豆豉20克，銀鯧2條，植物油10克，蔥段、薑片、料酒、鹽、香菜末各適量。

🍳 做法

1. 將銀鯧收拾乾淨，用油煎一下，盛入盤中。
2. 豆豉用油炒一下放在銀鯧上，再放蔥段、薑片、料酒、鹽，用蒸鍋蒸熟。
3. 揀出蔥薑，放香菜末即可。

🍲 功效

降脂，降糖，抗癌，延緩機體衰老。

水產類

鯽魚

對防治
糖尿病併發症
有一定作用

🍽 有益於防治糖尿病的營養成分

鯽魚營養全面，特別是含有豐富的優質蛋白質，而脂肪含量少，對心腦血管及肝腎疾病有較好的療效，能降低血液黏稠度，促進血液循環，降低患冠心病、高血壓、糖尿病、高脂血症的發病率，對防治糖尿病及併發症有一定的作用。

🍴 食法要略

● 鯽魚適宜清蒸和做湯，煎或炸會影響鯽魚的食療功效。
● 鯽魚最適宜冬季吃。

🍴 食療功效

中醫認為，鯽魚具有健脾利濕、和中開胃、溫中下氣、活血通絡、養肝明目、健腦益智等功效。鯽魚對慢性腎小球腎炎水腫和營養不良性水腫有較好的調補和輔助治療作用。

食譜
推薦

食量提示
每天80克
為宜

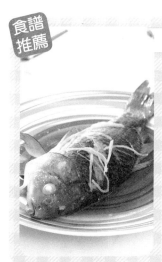

清蒸鯽魚

🥢 原料

鯽魚1條，蔥絲、薑片、料酒各5克，鹽4克，蒸魚豉油10克。

🥢 做法

1. 將鯽魚收拾乾淨，放入盤中，放蔥絲、薑片、料酒、鹽醃製20分鐘。
2. 上蒸鍋蒸8分鐘，熄火，燜3分鐘。
3. 揀出蔥絲、薑片，倒入蒸魚豉油即可。

🥢 功效

降糖，降壓，降脂，健脾利濕，和中開胃。

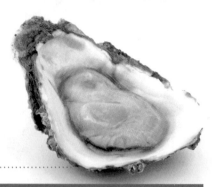

水產類

牡蠣

增加胰島素的敏感性，降低血糖

🍽 有益於防治糖尿病的營養成分

牡蠣含有豐富的鋅，可與胰島素結合成複合物，增加胰島素的敏感性，起到降低血糖的作用。不僅如此，牡蠣所含的鈣和鉻對胰島素的正常工作也發揮了很大的作用，所以說牡蠣是糖尿病患者理想的佳餚。

🍴 食法要略

● 製作牡蠣時應少放鹽，不放味精，以免喪失其特有的鮮味。

🍴 食療功效

中醫認為，牡蠣具有益智安神、降壓、降脂、延緩衰老等功效，可調節神經、穩定情緒，並能延緩皮膚老化，減少皺紋形成。高血壓、高脂血症、糖尿病、神經衰弱、癌症等患者食用牡蠣可對疾病有所幫助。

食譜推薦

食量提示
每天3個為宜

牡蠣蘿蔔絲湯

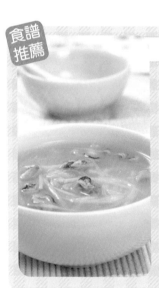

🥢 原料

牡蠣6個，白蘿蔔200克，蔥絲、薑絲各適量，鹽、芝麻油各2克。

🥢 做法

1. 將白蘿蔔切絲，放入開水鍋中煮至將熟。
2. 放入牡蠣肉、蔥絲、薑絲，煮至白蘿蔔熟透。
3. 放鹽、芝麻油調味即可。

🥢 功效

消食化滯，促進膽汁分泌，排除堆積在肝臟中的中性脂肪，提高肝臟的解毒作用，預防糖尿病和合併高脂血症。

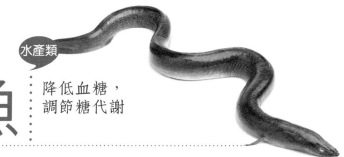

水產類

鱔魚

降低血糖，
調節糖代謝

🍽 有益於防治糖尿病的營養成分

　　鱔魚體內有其他魚類所沒有的物質——黃鱔素A、黃鱔素B，這是兩種防治糖尿病的高效物質，可降低血糖、調節糖代謝。

🍴 食法要略

- 吃鱔魚應現殺現烹，死鱔魚不能吃，因為鱔魚死後會產生有毒物質。
- 烹製鱔魚時一定要保證鱔魚熟透，因為鱔魚體內有一種寄生蟲，只有高溫烹製一定時間才能將其殺滅。
- 胃腸虛弱的人應慎食鱔魚。
- 食用鱔魚不要過量，否則會引發舊疾。

🍴 食療功效

　　中醫認為，鱔魚具有補氣養血、溫陽健脾、益智健腦、滋補肝腎、祛風、除濕、通絡等功效，對體弱久病、呼吸系統感染、肝硬化、脂肪肝等症均有一定療效。

食譜
推薦

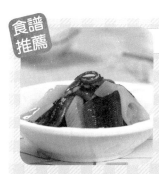

蔥燒鱔魚

食量提示
每天100克
為宜

📋 原料

大蔥20克，鱔魚200克，料酒、醬油、鹽、雞精各適量。

📋 做法

1. 大蔥切段，鱔魚處理後切片。
2. 油鍋燒熱，放入蔥段爆香，放入鱔魚片、料酒、醬油、鹽，加少許水燜煮。
3. 放雞精調味即可。

📋 功效

調節血糖，補氣養血，祛風除濕，利肺通陽，發汗解表。

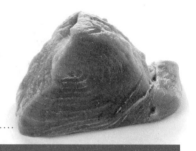

鮪魚

水產類

改善胰島功能，增強人體對糖的分解

🍽 有益於防治糖尿病的營養成分

　　鮪魚中的脂肪酸大多為不飽和脂肪酸，含有人體所需8種氨基酸。特別是鮪魚中的Ω-3脂肪酸對糖尿病患者十分有益，這種脂肪酸可改善胰島功能，增強人體對糖的分解，有降低血糖的作用，對防治糖尿病十分有利。

🍴 食法要略

● 鮪魚的食法有很多，既可用於煎、炸、炒、烤，又可製作成罐頭、魚乾、冷菜；鮪魚也是西餐常用魚之一。

● 品質好的鮪魚肉色暗紅，肉質堅實，無小刺。

🍴 食療功效

　　中醫認為，鮪魚有益智安神、降壓、降脂等功效，所含的DHA是大腦和中樞神經系統發育所必需的營養素；鮪魚還含有大量的EPA，可抑制膽固醇增加，防止動脈硬化，對預防和治療心腦血管疾病有著特殊作用。

食量提示
每天50克為宜

食譜推薦 **燕麥鮪魚粥**

🥫 原料

燕麥40克，粳米60克，鮪魚100克，紫菜15克，鹽4克，味精2克。

🥫 功效

降糖，降脂，保護肝臟，對糖尿病合併心腦血管疾病有一定的輔助療效。

🥫 做法

1. 把燕麥和粳米淘洗乾淨後用清水泡上10分鐘。

2. 粳米加上3～4倍的水，放入煮鍋，大火燒開後，轉小火煮。

3. 煮至粥八成熟時，倒入紫菜。

4. 粥完全熟時，倒入適量鮪魚肉，攪拌均勻再煮10分鐘，加鹽、味精調味即可關火。

海蜇

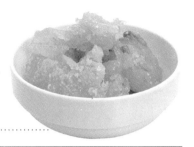

水產類

防治糖尿病合併高血壓、心腦血管疾病

🔔 有益於防治糖尿病的營養成分

　　海蜇含有豐富的蛋白質、鈣、碘及多種維生素，很適合糖尿病患者食用。海蜇中含有類似於乙醯膽鹼的物質，有擴張血管、降低血壓的作用；還含有甘露多糖，對防治動脈硬化有一定的輔助療效，經常適量食用對防治糖尿病合併高血壓、心腦血管疾病有一定的作用。

🍴 食法要略

- 海蜇皮適宜涼拌食用，吃時適當放些醋，這樣味道更純正。
- 新鮮海蜇皮有毒，必須用食鹽、明礬醃漬3次方可食用。
- 海蜇適宜與蘆根搭配，舒悶解氣；與荸薺搭配，緩解便秘；忌與白糖同醃，否則會變味。

🍴 食療功效

　　中醫認為，海蜇味甘、鹹，性平，具有軟堅散結、清熱化痰、行淤化積等功效，適用於咳嗽痰多、痰黃黏稠、哮喘、高血壓、糖尿病、胃潰瘍等疾病的輔助治療。

食譜推薦

海蜇拌菜心

食量提示
每天40克為宜

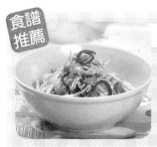

🍽 功效
降糖，降脂，養胃生津，利尿通便，下氣消食。

🍽 原料
海蜇40克，白菜心100克，紅辣椒絲、蔥絲、醋、雞精、鹽、生抽、芝麻油各適量。

🍽 做法
1. 海蜇焯水，過涼，備用。
2. 白菜心切絲，與海蜇同放在盤中。
3. 加鹽、紅辣椒絲、蔥絲、醋、雞精、生抽、芝麻油拌勻即可。

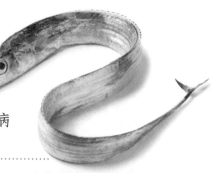

水產類

帶魚

預防糖尿病
合併心腦血管疾病
和高脂血症

🔔 有益於防治糖尿病的營養成分

帶魚含有豐富的鎂，不但利於降糖，且對心血管系統有很好的保護作用，糖尿病患者食用帶魚可有效預防糖尿病合併心腦血管疾病和高脂血症。

🍴 食法要略

- ●帶魚適宜久病體虛，血虛頭暈，氣短乏力，食少羸瘦，營養不良之人食用；還適宜皮膚乾燥之人食用。
- ●帶魚腥氣較重，不宜清蒸，宜以紅燒等法燒製。
- ●帶魚屬動風發物，凡患有疥瘡、濕疹等皮膚病或皮膚過敏的人忌食；癌症患者及紅斑狼瘡、癰癤療毒和淋巴結核、支氣管哮喘者亦忌食。
- ●帶魚忌用牛油、羊油煎炸；不可與甘草、荊芥同食。

🍴 食療功效

中醫認為，帶魚性溫、味甘、鹹；歸肝、脾經，有補脾、益氣、暖胃、養肝、澤膚、補氣、養血、健美的作用。

食譜推薦

紅燒帶魚

食量提示
每天80克
為宜

🍶 原料
帶魚300克，雞蛋清1個，鹽、料酒、蔥末、薑片、蒜末、水澱粉各適量。

🍶 做法
1. 帶魚洗淨，切6公分左右段，用少許鹽、料酒略醃15分鐘。
2. 取一個乾淨小碗，放入蔥末、薑片、蒜末、少許鹽、料酒、水澱粉做成調料汁待用；雞蛋清倒入小碗備用。
3. 熱油鍋，八分熱時放入薑片，將醃好的帶魚裹上雞蛋清放入油鍋內煎至金黃。
4. 把備好的調料汁倒入鍋裡，大火燒開，轉小火，待湯汁黏稠即可。

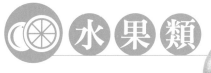

水果類

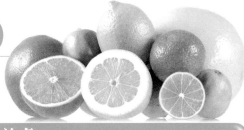

水果對穩定血糖有什麼益處

從身體需要的角度講，糖尿病患者吃些水果是好的，因為水果裡含有豐富的維生素、礦物質、尼克酸、胡蘿蔔素和一定量的膳食纖維，食用後會對人體發生不同的作用，能夠將營養全部均衡吸收，既能防止便秘、大腸癌，又可增進食欲，還有利於維持人體酸鹼度平衡。因此對糖尿病患者來說，適當吃些水果對穩定血糖有一定的幫助。

水果吃多少為宜

糖尿病患者在吃水果時一定要把握好量，在血糖控制比較好的情況下，一般可以每天吃1～2個（150克左右）含糖量較低的水果。如果每天吃水果達到250克左右，就應從全天的主食中減去25克，這樣可使每天攝入的總熱量不變。

哪些水果儘量不吃，哪些水果可適量少吃

儘量不吃：柿子、葡萄、葡萄乾、檸檬、甘蔗、大棗、金絲小棗、枇杷、龍眼、楊梅、椰子、柿餅、黑棗、水果罐頭、山楂片、果脯蜜餞。

適量少吃：甜瓜、楊桃、李子、芒果、梨。

水果什麼時候吃合適

目前大多數人主張水果應在兩餐之間吃，

也就是說，在上午10點左右，下午4點左右，或是在晚上睡前吃，這樣可以控制一次碳水化合物的攝入量。建議糖尿病患者可以在吃水果之前和之後都對血糖進行一次測量，一是可以瞭解自己什麼時候吃水果合適，二是瞭解自己吃得是否過量。

吃水果應該注意什麼問題

● 糖尿病患者在吃水果前要搞清楚兩個問題：一是自己的血糖控制得怎樣？二是所吃的水果含糖量有多少？

● 在血糖、尿糖不穩定的情況下，是不能吃水果的。

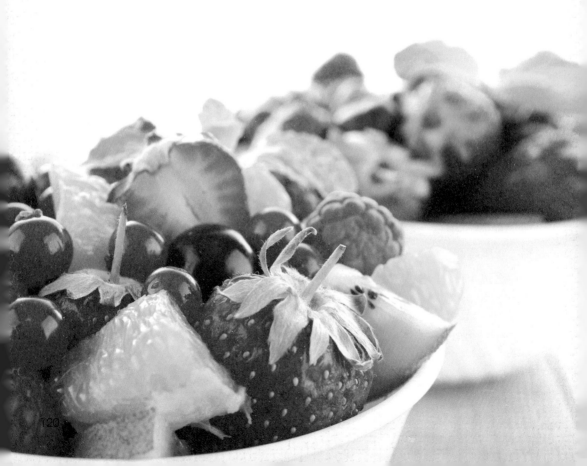

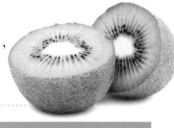

奇異果

> 水果類
>
> 調節糖代謝，
> 降低血糖

🍽 有益於防治糖尿病的營養成分

奇異果含有豐富的天然糖醇類物質——肌醇，能夠有效調節糖代謝，降低血糖。奇異果還含有極為豐富的維生素C及其他微量元素，是低熱量、低脂肪、高纖維食品，對防治糖尿病及其併發症有較好的療效。

🍴 食法要略

● 奇異果既可直接食用，也可做成菜肴。

● 奇異果催熟：一是用塑膠袋密封，在常溫下放置5天左右就能自然熟化；二是將蘋果或者其他水果與奇異果放在一起，2～3天就可以吃了。

● 質軟，有香氣，綠中透黃的奇異果適合現買現吃。

● 奇異果性寒涼，脾胃虛弱、先兆流產、月經過多或尿頻者忌食。

🍴 食療功效

中醫認為，奇異果具有解熱除煩、止渴利尿、益智安神、潤中理氣等功效，奇異果能有效改善血液循環，防止血栓形成，有抗癌、降低膽固醇、穩定情緒、防止便秘等作用，尤其是高血壓、高脂血症、心臟病、動脈硬化等患者食用，會對疾病有所幫助。

食譜推薦

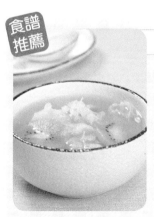

奇異果銀耳羹

食量提示
每天100～200克
（1～2個）為宜

📖 **原料**
奇異果200克、銀耳20克。

📖 **做法**
1.將奇異果去皮、切片。
2.銀耳泡發、洗淨，入鍋，加水適量熬煮片刻。
3.放入奇異果，小火煮至黏稠即可。

📖 **功效**
降糖，降壓，減少體內脂肪堆積，預防脂肪肝。

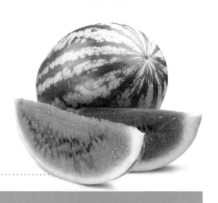

水果類

西瓜

西瓜皮對糖
尿病合併腎
病患者有益

🍽 有益於防治糖尿病的營養成分

西瓜皮及瓤均為利尿劑，治腎炎水腫、糖尿病、黃疸；用西瓜皮綠色部分煎湯代茶，是很好的消暑清涼飲料，西瓜皮含酶類、有機酸及豐富的維生素C等成分，具有降糖作用。西瓜果肉含蛋白質，所含的糖以果糖為主，糖尿病患者適量食用對身體是有好處的。

🍴 食法要略

● 西瓜屬乾寒之品，平素患有慢性腸炎、胃炎及十二指腸潰瘍及中醫辯證屬於脾胃虛寒的人不宜多食；寒積冷痛或小便頻數者甚食。

● 西瓜中含有一定量的葡萄糖，糖尿病患者若一天中多次吃西瓜，應減掉相應的主食量，以免使血糖升高。

🍴 食療功效

中醫認為，西瓜有消煩止渴、解暑熱、療喉痹、寬中下氣、利小便、治血痢、解酒毒、治口瘡等作用；西瓜皮可清熱防暑，利尿降壓，預防心血管疾病，對腎臟病有輔助治療作用。

食量提示
每天帶皮西瓜500
克為宜、西瓜皮
150克為宜。

**食譜
推薦**

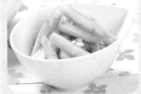

涼拌西瓜皮

🍱 **原料**
西瓜皮300克，鹽3克，蒜末、雞精各適量，芝麻油3克。

🍱 **做法**
1. 將西瓜皮洗淨，削去綠皮，片去紅瓤，切成小條備用。
2. 在西瓜條中加入鹽、蒜末，和芝麻油、雞精拌勻即可。

🍱 **功效**
降糖，解暑，利尿，
降壓。

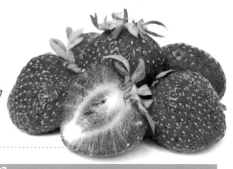

水果類

草莓

減輕胰島
的負擔

🍽 有益於防治糖尿病的營養成分

　　草莓含有豐富的維生素C和微量元素，且熱量低，食用後能使血糖上升的速度變得緩慢，使胰島的負擔減輕，從而達到降低血糖、穩定血糖的作用，對糖尿病及併發症有較好的防治作用。

🍴 食法要略

●草莓既可直接吃，也可與其他食材搭配食用。
●草莓嬌嫩，表面還粗糙，不容易洗淨，可放在淡鹽水中浸泡一會兒再用水沖洗，就可洗乾淨了。
●患尿路結石者忌吃草莓。
●草莓宜選色澤淡紅、個大、潔淨、有光澤的。

🍴 食療功效

　　中醫認為，草莓具有潤肺生津、養血潤燥、健脾、解酒等功效，可維護牙齒、骨骼、血管、肌肉的正常功能，還能改善便秘，治療痔瘡。草莓中含有一種胺類物質，對白血病、再生障礙性貧血等血液病有輔助治療作用，對冠心病、動脈硬化、遺尿症、癌症等均有輔助療效。

食譜推薦

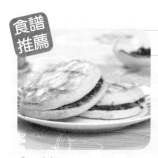

🍓 草莓夾餅

食量提示
每天150克
為宜

📋 **原料**
草莓150克，全麥麵粉100克，麵包屑適量。

📋 **做法**
1.草莓洗淨，用勺碾碎，加點麵包屑拌勻。
2.麵和好，揪成若干劑子、桿開，每兩張中間夾一勺草莓餡。
3.將餅放在鍋中烙熟即可。

📋 **功效**
穩定血糖，潤肺生津，養血潤燥，健脾益胃。

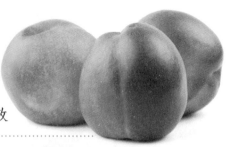

水果類

桃子

對防治糖尿病及其併發症有輔助療效

🔔 有益於防治糖尿病的營養成分

桃子含有豐富的纖維素和果膠，這兩種物質能夠吸收胃腸中的水分，延遲胃的排空時間，減緩葡萄糖在腸道中的吸收速度，使餐後血糖水準下降。桃子所含的維生素C、維生素E及多種維生素，能預防糖尿病性血管病變，預防血糖過高所產生的有害作用，及預防抗糖尿病藥物類的氧化等。糖尿病患者經常適量吃些桃子，對防治糖尿病及併發症有一定的輔助療效。

🍴 食法要略

- 血糖過高或不穩定時忌食桃子。
- 胃腸虛弱者及小孩不宜多食桃子。
- 桃子宜選黃中透紅、附有絨毛、個大飽滿、軟硬適度、無外傷、無蟲眼的。
- 食用前要將桃毛洗淨，以免刺入皮膚，引起皮疹；或吸入呼吸道，引起咳嗽、咽喉刺癢等症。

🍴 食療功效

中醫認為，桃子具有補益氣血、養陰生津、解渴潤腸等功效，對肺病、大病之後、氣血虧虛、心悸氣短者有輔助治療作用，適宜缺鐵性貧血、水腫、便秘、血壓高、虛勞喘咳、痛經、閉經、肥胖者將其作為食療水果。

食譜推薦 蹄筋桃肉

食量提示
每天1個為宜

🍲 **原料**
熟牛蹄筋250克，桃子500克，植物油10克。

🍲 **功效**
益氣補虛，溫中暖中，養陰生津，解渴潤腸。

🍶 **做法**
1. 桃子去核、切塊，牛蹄筋切塊。
2. 油鍋燒熱後放入牛蹄筋、桃子和水燉煮10分鐘即可。

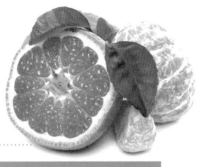

水果類

橘子

防治糖尿病合併視網膜出血、高脂血症、心臟病等症

🍽 有益於防治糖尿病的營養成分

橘子含有豐富的維生素C、檸檬酸、果膠、蘆丁等物質，這些物質對糖尿病視網膜出血有較好的防治作用；對防治糖尿病合併高脂血症、心臟病、冠狀動脈硬化、高血壓也有一定的功效。

🍴 食法要略

- 橘子直接吃營養和口感最好。
- 空腹時不要吃橘子，對身體不好。
- 橘子最好即買即吃，放置過久營養素會流失。
- 吃橘子時不要把橘絡去掉，因為橘絡具有生津止渴、祛痰止咳的功效。
- 把橘皮曬乾就是一味中藥——陳皮，用陳皮泡水代飲品，具有清熱、止咳、化痰等功效。

🍴 食療功效

中醫認為，橘子具有行氣、散結、通絡、化痰、開胃理氣、止咳潤肺等功效，對消化不良、乳腺癌、肺熱痰多、慢性支氣管炎、急性喉炎、慢性胃炎等有一定的輔助療效，適宜腰痛、胸痛、疝氣痛、睪丸痛、痛風等患者食用。

食譜推薦

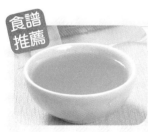

食量提示
每天1～2個為宜

鮮榨橘子汁

🥛 原料
新鮮橘子2個（約150克）。

🥛 做法
1. 將新鮮橘子洗淨，去皮，除子，掰成小瓣。
2. 將橘子瓣放入榨汁機中榨成橘子汁，倒入杯中即可飲用。

🥛 功效
降脂、降壓、防治糖尿病合併視網膜出血等併發症。

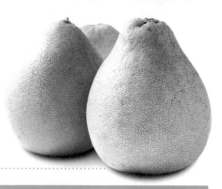

 水果類

柚子

預防
糖尿病及
其併發症

🍽 有益於防治糖尿病的營養成分

柚子含有豐富的維生素C及鉻，維生素C可清除體內的自由基，預防糖尿病神經性病變、血管病變及感染性疾病；鉻含有一種類似胰島素降糖作用的成分，它能調節血糖水準，還具有減肥效果。經常食用柚子對防治糖尿病及其併發症有較好的作用。

🍴 食法要略

- 柚子直接食用或榨成汁營養和味道最好，剛採摘下來的柚子味道不是最好，在室內放置半個月後，等柚子水分逐漸蒸發，就會變得越來越甜。
- 吃完柚子後不要把果皮丟棄，因為柚子皮具有暖胃、化痰、潤喉等功效。可以把柚子皮洗淨泡水喝，或者晾乾研成末用水沖泡。
- 服藥時不要吃柚子或柚子汁，以免引起室性心律失常，甚至致命的心室纖維顫動。
- 柚子性寒，脾胃虛弱、身體虛寒者忌食。

🍴 食療功效

中醫認為，柚子具有寬中理氣、化痰止咳、健胃消食、消腫止痛等功效，柚子對維生素C缺乏症、腳氣病、心腦血管疾病、腎病、呼吸系統疾病、貧血、高脂血症等疾病有輔助治療作用。

 食譜推薦 柚子燉雞

食量提示
每天50克
為宜

🍲 **原料**
柚子100克，雞肉200克，薑片5克，蔥段10克，料酒5克，鹽4克。

🍲 **功效**
降糖，減肥，寬中理氣，化痰止咳，健胃消食，消腫止痛。

🍲 **做法**
1. 雞肉切塊，放入沙鍋加水燒沸。
2. 放入柚子肉、薑片、蔥段、料酒，燉煮至熟，放鹽調味即可。

檸檬

水果類

調節和降低血糖，輔助治療糖尿病合併白內障等症

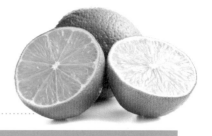

有益於防治糖尿病的營養成分

檸檬含有豐富的維生素及各種有機酸，有調節和降低血糖的作用。檸檬還含有一種特殊物質——聖草枸櫞苷，這種物質對糖尿病合併白內障、臟器功能障礙等有輔助防治作用。

食法要略

- 檸檬由於太酸，不宜鮮食，一般可用來配菜、榨汁食用。
- 烹飪有膻腥味的食品，可將檸檬鮮片或檸檬汁在起鍋前放入鍋中，可去腥除膩。
- 患有糖尿病合併腎臟病或高血壓的人應少吃鹽，飲食可用檸檬汁代替鹽來調味，新鮮蔬菜或肉裡面滴幾滴檸檬汁，可使淡然無味的食物成為風味極佳的菜肴。
- 檸檬宜選嫩黃、有光澤、柔軟、有彈性、個頭均勻、無外傷的。
- 喝完檸檬汁後應刷牙，以免損害牙齒。

食療功效

中醫認為檸檬具有止渴生津、祛暑清熱、健脾益胃、化痰止咳、止痛殺菌等功效，檸檬對維生素C缺乏症、皮膚色素沉著、腎結石、高血脂、糖尿病、高血壓、心腦血管病、心肌梗死、感冒、癌症等疾病有較好的輔助治療作用。

食譜推薦 **檸檬荸薺湯**

食量提示
每天半個為宜，
每次1～2瓣為宜

🥫 原料
檸檬1個，荸薺5個。

🥫 功效
預防糖尿病合併白內障、心血管病、高血壓等。

🥫 做法
1. 檸檬洗淨，帶皮切片，備用。
2. 荸薺洗淨，削皮，備用。
3. 將檸檬片和荸薺共同煮湯，每日飲用1次。

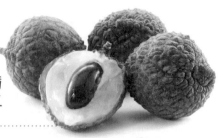

荔枝

水果類

防治糖尿病
及其併發症

🍽 有益於防治糖尿病的營養成分

荔枝中含有一種物質——α-亞甲基環丙基甘氨酸，這種物質有降低血糖的作用。荔枝還含有豐富的維生素、氨基酸，能促進血液循環、提高免疫力，對防治糖尿病及其併發症有一定的療效。

🍴 食法要略

● 荔枝不可過量食用，以免引起「荔枝病」，也就是低血糖症，出現口渴、出汗、頭暈、腹瀉等症狀。

● 荔枝不宜空腹食用，因荔枝含糖量很高，空腹食用會刺激胃黏膜，導致胃痛、胃脹，且空腹時吃過量荔枝會因體內突然滲入過量高糖分而發生「高滲性昏迷」。

🍴 食療功效

中醫認為，荔枝具有生津止渴、補脾益肝、解毒止瀉、開胃消食、益氣血、補肝腎等功效，是病後津液不足、泄瀉、失眠、貧血患者的滋補果品；適宜皮膚色素沉著、淋巴結核、疝氣患者食用。

食譜推薦 荔枝蝦仁

食量提示
每天4～5顆
為宜

🍶 原料

蝦仁150克，荔枝50克，雞蛋清1個，鹽2克，蔥末、薑末各5克，水澱粉25克，鮮湯50克，植物油5克。

🍶 功效

健脾養胃、解毒止瀉。

🍶 做法

1. 將蝦仁切丁，用鹽、蛋清、水澱粉上漿；荔枝去皮、核，切成丁。

2. 用鹽、鮮湯、水澱粉做成調味汁。

3. 炒鍋入油燒至六分熱，放入蝦仁炒至散粒後，放入薑末、蔥末、荔枝略炒，烹入調味汁，翻轉炒鍋，即可裝盤。

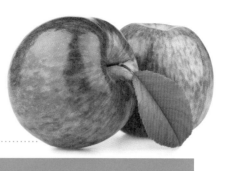

水果類

蘋果

穩定血糖，
減少併發症

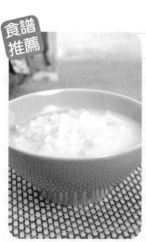

🍽 有益於防治糖尿病的營養成分

蘋果中含有豐富的果膠及可溶性纖維，這兩種物質能減少血糖含量、調節血糖水準，有降低血糖、保持血糖穩定的作用。蘋果還富含鉀，能將血液中的鹽分置換出來，降低血壓。經常食用蘋果，對防治糖尿病及併發症有較好的輔助作用。

🍴 食法要略

● 蘋果可榨汁喝，直接吃最好。
● 吃蘋果要細嚼慢嚥，這樣既利於消化，又能使蘋果的療效得以發揮。
● 不要在飯前吃蘋果，以免影響食欲。

🍴 食療功效

中醫認為，蘋果有生津止渴、健脾益胃、潤肺止咳、養心益氣、清熱化痰、解暑、止瀉、潤腸等功效。常吃蘋果可滋養皮膚，抑制黃褐斑。每天吃1～2個蘋果可預防心臟病，還能保持排便暢通。蘋果還能改善呼吸系統功能和肺功能、防癌、消除壓抑感等。

食譜推薦

食量提示
每天200克
為宜

蘋果牛奶粥

🥣 **原料**
蘋果200，牛奶250克，大米50克。

🥣 **做法**
1.蘋果洗淨，切丁。
2.大米洗淨，放入鍋中加水熬煮成粥。
3.把牛奶、蘋果丁放入，燒沸即可食用。

🥣 **功效**
降糖，降壓，生津止渴，健脾益胃，潤肺止咳，養心益氣。

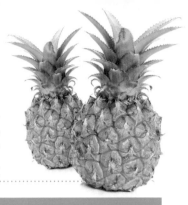

鳳梨

水果類

降低糖尿病患者
對胰島素和藥物
的依賴，預防周
圍神經功能障礙

有益於防治糖尿病的營養成分

鳳梨含有豐富的膳食纖維及維生素B_1，前者可降低血糖，減少糖尿病患者對胰島素和藥物的依賴，後者可預防糖尿病引起的周圍神經功能障礙。且所含的鳳梨朊酶還有溶解纖維蛋白和血凝塊的作用，能改善局部血液循環，消除炎症和水腫。

食法要略

● 用涼開水調服鳳梨汁可治療糖尿病患者的口渴症狀。

● 鳳梨直接吃很酸澀，如果把切好的鳳梨浸泡在淡鹽水中，就會消除酸澀味，且用淡鹽水浸泡過的鳳梨，吃後不會發生過敏現象。

食療功效

中醫認為，鳳梨具有清熱解渴、健胃消食、補脾止瀉、消腫祛濕等功效，鳳梨可用於神疲乏力、腰膝酸軟、腎炎水腫、寄生蟲病、痛經、心臟病、高血壓、咳嗽痰多、咽喉腫痛等疾病的輔助治療。

食譜
推薦

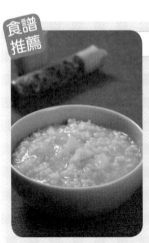

食量提示
每天100克
為宜

鳳梨粥

🥣 原料

鳳梨100克，粳米50克。

🥣 做法

1.鳳梨去皮、切丁。

2.粳米洗淨入鍋，加水熬煮成粥。

3.放入鳳梨丁，攪拌均勻即可。

🥣 功效

清熱解渴，健胃消食，補脾止瀉，消腫祛濕。

櫻桃

水果類

增加胰島素
合成量

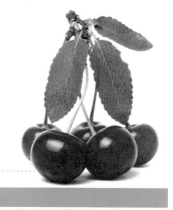

🍽 有益於防治糖尿病的營養成分

櫻桃含有花色素苷，這種物質可使胰島素的合成量增加50%，從而有降低血糖、尿糖的作用，經常食用對糖尿病及其併發症有較好的防治作用。

🍴 食法要略

● 櫻桃容易上火，大便乾燥、口鼻上火及熱症者不宜食用櫻桃。
● 櫻桃不宜與醋搭配，容易引起疝氣痛。

🍴 食療功效

中醫認為，櫻桃有補益氣血、止渴生津、健脾開胃、和中益氣、祛風除濕、透疹解毒等功效，可用於病後體弱、氣血不足、風濕性腰腿疼、癱瘓等症的食療，對貧血、食欲不振、消化不良、皮膚粗糙、中風後遺症、癌症等病有輔助治療作用。

食譜推薦

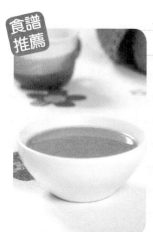

櫻桃奶

食量提示

每天10個為宜

🥛 原料
櫻桃20個，牛奶250克。

📋 做法
1.櫻桃洗淨、去核、榨汁，備用。
2.將櫻桃汁兌入牛奶即可飲用。

📋 功效
補益氣血、止渴生津、健脾開胃、祛風除濕。

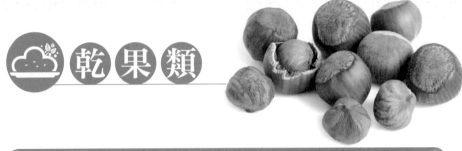

乾果類

乾果類食品對穩定血糖有什麼益處

乾果又稱堅果，包括花生米、葵瓜子、南瓜子、核桃仁、杏仁、果仁、榛子、松子、板栗等，營養價值很高。對糖尿病患者來說，堅果中的不飽和脂肪酸及其他營養物質均有助於改善血糖和胰島素的平衡，可降低發生2型糖尿病的機率，調節血脂，提高視力，是天然的保健品。

乾果類食品吃多少為宜

由於乾果含油脂相對較多，所以糖尿病患者每天適宜吃30克左右乾果，如果吃多了，應該適當減少一日三餐主食和油脂的攝入量。

哪些乾果儘量不吃，哪些乾果可適量少吃

儘量不吃：芡實、銀杏。

可適量少吃：核桃、杏仁、花生米、葵瓜子、腰果、松子、西瓜子。

乾果類食品什麼時候吃合適

乾果可作為零食在餐前或餐後吃，由於乾果吃後容易產生飽腹感，因此應減少對其他熱量的攝入；乾果還能抵禦饑餓，特別是對肥胖型糖尿病患者來說，是一種很好的零食。

吃乾果應該注意什麼問題

乾果一天最多吃1～2種，不要既吃核桃，又吃板栗或是松子，且吃的間隔時間最好長一些，以免積食引起血糖波動。發了黴的乾果不要吃。

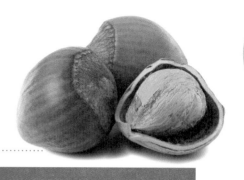

乾果類

板栗
有效控制餐後血糖上升

🍽 有益於防治糖尿病的營養成分

　　板栗含有較多的膳食纖維，能夠有效控制餐後血糖上升。板栗的升糖指數比米飯低，煮時最好不要加糖，糖尿病患者可以適量吃些。板栗還含有豐富的不飽和脂肪酸及維生素，對高血壓、心臟病、動脈硬化、骨質疏鬆等症有一定的療效，亦有防治糖尿病及併發症的作用。

🍴 食法要略

● 板栗的吃法很多，可炒、做菜、做成中西點的餡料，還可做成羹。
● 吃板栗應細嚼慢嚥，否則容易滯氣，且難消化。

🍴 食療功效

　　中醫認為，板栗有補腎、強筋、益脾、健胃、活血、止血、消腫、強心等功效。每天早晚各生吃1～2個板栗，細嚼慢嚥，時間長了可治因腎虛引起的小便多、腰腿無力、久婚不育等疾病。板栗還有增強免疫力的功效，是抗衰老、益壽延年的滋補佳品，常食有較好的補益作用。

食譜
推薦

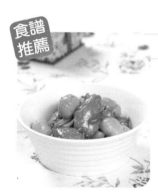

板栗燜雞

食量提示
每天5個
為宜

📋 **原料**

淨仔雞1隻（約500克），板栗肉50克，蔥末、薑片、醬油、料酒各適量，鹽4克，植物油10克。

📋 **做法**

1. 淨仔雞斬成塊，入水氽燙，備用。
2. 熱油鍋，先放入蔥末、薑片炒香，再將雞塊和板栗肉倒入鍋中翻炒均勻。
3. 加入醬油、料酒和適量開水，大火煮沸，轉成小火燜至熟透，加鹽調味即可。

📋 **功效**

控制血糖、血脂和血壓。

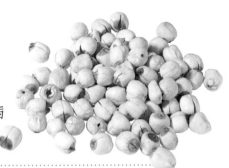

乾果類

蓮子

緩解糖尿病
多尿症狀

🍽 有益於防治糖尿病的營養成分

蓮子含有蓮子鹼、蓮子糖、蛋白酶、黃酮類化合物及多種微量元素，可幫助機體進行蛋白質、脂肪、糖類的代謝和維持酸鹼平衡，對糖尿病的多尿症狀有一定的療效。經常食用蓮子，有益於防治糖尿病及其併發症。

🍴 食法要略

- 蓮子一般可做湯或做羹食用。
- 脘腹悶脹、便秘者不宜食用。
- 蓮子宜選外皮細緻、色白如玉、蓮心翠綠鮮嫩、上罩白色膜衣的。

🍴 食療功效

中醫認為，蓮子有健脾止瀉、養心補腎、固精安神、補中益氣等功效，對失眠多夢、大便溏瀉、食欲減退、心煩易怒、更年期綜合症、心臟病、高血壓、老年性癡呆等症有一定的輔助療效。蓮子芯有降壓、去火、治療口舌生瘡、有助於睡眠等療效。

食譜
推薦

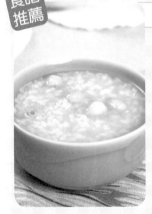

蓮子粥

食量提示
每天30克
為宜

🥛 **原料**

大米50克，蓮子30克。

🥛 **做法**

1. 將蓮子洗淨，用溫水浸泡5個小時，備用。
2. 將大米淘洗乾淨後與蓮子一起倒入鍋中，加水，慢火熬煮成粥即可。

🥛 **功效**

調節糖代謝，健脾益腎，養心安神，補虛損，強筋骨。

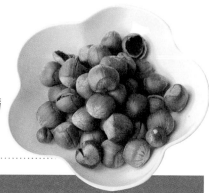

榛子

乾果類

緩解糖尿病
症狀

🍽 有益於防治糖尿病的營養成分

榛子營養豐富，含8種人體所需氨基酸，榛子富含油脂，有利於脂溶性維生素在人體內的吸收；同時，榛子對消渴、盜汗、夜尿多等糖尿病症狀有一定防治作用。

🍴 食法要略

- 適合飲食減少、體倦乏力、眼花、肌體消瘦、癌症、糖尿病患者食用。
- 榛子宜選粒大飽滿、潔淨光亮、無蟲蛀的。
- 榛子存放時間較長後不宜食用。
- 榛子含有豐富的油脂，膽囊功能嚴重不良者應慎食。

🍴 食療功效

中醫認為，榛子有補脾胃、益氣力、明目等功效，能使人皮膚、骨骼、肌腱、韌帶等組織堅固，對積食、便秘、心腦血管病、卵巢癌、乳腺癌、高脂血症、眼病、肺腎不足等疾病有一定的輔助療效。

食譜推薦

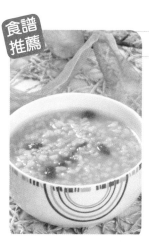

榛杞粥

食量提示
每天20個
為宜

🍲 **原料**
榛子仁30克，枸杞子15克，粳米50克。

🍲 **做法**
1. 將榛子仁搗碎，備用。
2. 將搗好的榛子與枸杞子一同加水煎汁，去渣後與粳米一同用文火熬成粥即成。

🍲 **功效**
養肝益腎，明目豐肌，適用於體虛的糖尿病患者食用。

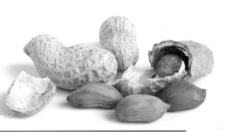

花生

乾果類

防治糖尿病性
心臟病、高血
壓、肥胖症

🍽 有益於防治糖尿病的營養成分

　　花生含有大量的蛋白質和脂肪，特別是含有較多的不飽和脂肪酸，能增強胰島素的敏感性，有降低血糖、降低膽固醇的作用，所含的白藜蘆醇是一種生物活性很強的天然多酚類物質，能降低血小板聚集，防治動脈粥樣硬化及心腦血管疾病。

🍴 食法要略

- 花生煮著吃最好，既易於消化，又能保存營養成分。
- 吃花生時應連紅衣一塊食用，因為花生的紅衣更具營養，藥效作用更強。
- 甲亢、膽囊切除、血栓、胃腸虛弱、發熱、跌打瘀腫者忌食花生。
- 黴變的花生含有大量的致癌物質黃麴黴素，食用後對肝臟不利，不宜食用。

🍴 食療功效

　　中醫認為，花生有健脾和胃、滋養調氣、潤肺化痰、利水消腫、清咽止瘧等功效，能營養神經纖維、增加血小板含量並改善其功能、加強毛細血管的收縮機能、改善凝血因數缺陷等。花生可用於內外各種出血症，包括血友病、血小板減少性紫癜、功能性子宮出血等；還可延緩腦功能衰退，防止血栓形成。

食譜
推薦

食量提示
每天40克
為宜

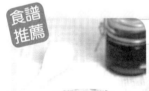

醋泡花生

🥛 原料

米醋500克，紅衣花生250克。

🥛 做法

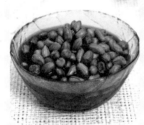

1. 將花生洗淨瀝乾，備用。
2. 將花生浸泡在食醋裡，半月後即可食用，
   每晚吃8～9粒醋泡花生為宜。

🥛 功效

降糖，降壓，健脾利濕，潤肺止咳。

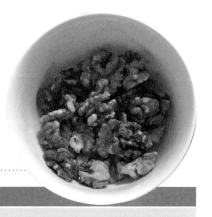

核桃

（乾果類）

幫助改善胰島功能，調節血糖

有益於防治糖尿病的營養成分

核桃含有豐富的Ω-3脂肪酸、維生素E和生育酚。Ω-3脂肪酸能夠幫助改善胰島功能，調節血糖。維生素E和生育酚能夠維持胰島功能發揮正常，降低血糖，幫助糖尿病患者吸收有益脂類，對抗總膽固醇升高，預防心血管系統疾病。

食法要略

● 核桃的吃法有很多，可生食、炒食、榨油、做糕點、做菜肴、熬粥等。
● 吃核桃仁時不要剝去表面的褐皮，因為這層皮裡含有較為豐富的營養成分。
● 核桃所含熱量較高，一次不要食用過多。

食療功效

中醫認為，核桃具有溫肺定喘、補腎固精、潤腸通便、利尿消石、強筋健骨、通潤血脈、補虛勞等功效。適宜高血壓、高脂血症、動脈硬化、冠心病、神經衰弱、尿頻、咳嗽、腎虛、便秘等疾病的輔助治療。

食譜推薦

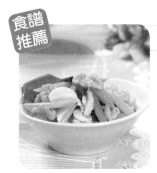

芹耳炒核桃

食量提示
每天20克為宜

原料
西芹250克，核桃仁40克，木耳30克（水發），蒜片5克，鹽3克，雞精2克，醬油適量。

做法
1. 西芹摘洗乾淨，切成3公分段，備用。
2. 核桃和木耳焯水，掰成小塊備用。
3. 鍋中放油，加入蒜片爆香，加入核桃、木耳、西芹，翻炒。
4. 加醬油、鹽、雞精調味即可。

功效
調節血糖，溫肺定喘，補腎固精，潤腸通便，利尿消石，補虛勞。

乾果類

西瓜子

預防發生糖尿
病周圍神經功
能障礙等症

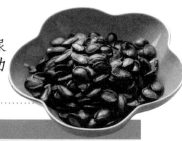

🍽 有益於防治糖尿病的營養成分

　　西瓜子含有豐富的鋅及維生素B$_1$，前者可增加人體對胰島素的敏感性，有助於控制血糖；後者能預防發生糖尿病周圍神經功能障礙等症。經常吃西瓜子，對防治糖尿病及併發症有較好的作用。

🍴 食法要略

●西瓜子生吃、熟吃都可以。

●一次不要吃得過多，以免出現脘腹脹悶。

●長時間不停地嗑西瓜子會傷津液，導致口乾舌燥，甚至上火。

●不要經常吃鹹瓜子，因其含鹽量大，對身體不利。

🍴 食療功效

　　中醫認為，西瓜子具有清肺和中、疏通腸胃、化痰滌垢、止血等功效，適用於消化不良、咳嗽氣短、痰多胸悶、月經過多及高血壓等症的輔助治療。

食譜
推薦

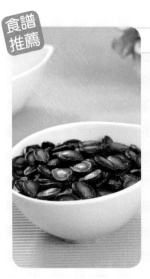

糖鹽瓜子

食量提示

每天40克
為宜

📋 原料

西瓜子，鹽20克，木糖醇2克。

📋 做法

1.西瓜子清洗乾淨，瀝乾後放入炒鍋中炒熱。

2.將食鹽用水溶解，加水量以食鹽能完全溶解為度，再把木糖醇溶於鹽水中。

3.把食鹽木糖醇混合液倒入瓜子鍋中，用文火炒熟，至乾燥晾涼即可，也可用烤爐烤製。

📋 功效

防治糖尿病及併發症。

杏仁

對糖尿病性心臟病、高血壓、肥胖症有一定的防治作用

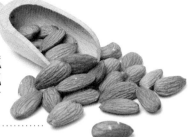

有益於防治糖尿病的營養成分

苦杏仁具有防治因抗腫瘤藥阿脲引起的糖尿病的作用。杏仁含有豐富的維生素E、蛋白質、鈣及不飽和脂肪酸等，對糖尿病性心臟病、高血壓、肥胖症有一定的防治作用。

食法要略

● 杏仁有甜杏仁、苦杏仁之分。甜杏仁一般可作為休閒小吃；苦杏仁有3%的有毒成分，吃時需用開水浸泡後再煮過才能食用，而且不能多吃。

食療功效

中醫認為，甜杏仁（南杏仁）具有潤肺生津、健脾開胃、止咳平喘等功效，適宜於氣管炎、傷風咳嗽、便秘、粉刺、外陰瘙癢、炎症、癌症等疾病的輔助治療。

食譜推薦

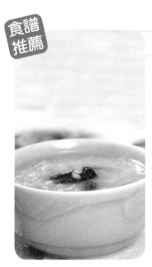

杏仁大棗粥

食量提示
每天20克為宜

原料
杏仁20克，大棗10克，粳米50克。

做法
1.大棗洗淨，去核，備用。
2.粳米淘洗乾淨，加入適量水入鍋，放入大棗、杏仁，燒沸。
3.用小火熬煮至黏稠即可。

功效
補中益氣，健脾養胃，潤腸，止咳，補氣，防治糖尿病性心臟病、高血壓、肥胖症。

腰果

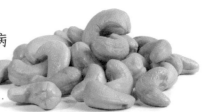

乾果類

對防治糖尿病
及其併發症
很有益處

🍽 有益於防治糖尿病的營養成分

腰果含有豐富的鎂、鉀、鈣等元素及不飽和脂肪酸，有軟化血管、防治心血管病等療效，對防治糖尿病及其併發症有一定的作用。

🍴 食法要略

- 腰果既可直接吃，也可做成菜肴。
- 腰果所含油脂豐富，不宜多吃。
- 膽功能不良、腰果過敏者忌食。
- 腰果宜選顆粒飽滿、均勻、乾爽、無異味的。

🍴 食療功效

中醫認為腰果具有潤腸通便、潤膚美容、提高性欲、延緩衰老、增強抗病能力等功效，適宜於便秘、消化不良、陽痿、性冷淡、體虛乏力、腰膝酸軟、失眠等疾病的輔助治療。

食譜推薦

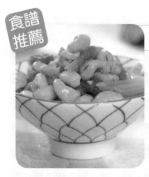

雞片炒腰果

食量提示
每天10粒
為宜

📋 原料

雞肉100克，腰果20粒，西芹50克，胡蘿蔔60克，料酒、老抽、蛋清、胡椒粉、蔥絲、薑絲、蒜片、醋、鹽、雞精各適量。

📋 做法

1. 雞肉切片，用料酒、老抽、蛋清、胡椒粉醃製20分鐘。
2. 西芹切段，胡蘿蔔切丁、焯水。
3. 油鍋燒熱，放入肉片滑散，加蔥絲、薑絲、蒜片爆香。
4. 放腰果、西芹、胡蘿蔔煸炒，放鹽、醋、雞精即可。

📋 功效

潤腸通便，益腎固精，平肝利尿，清熱止渴，降糖，降脂。

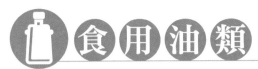 食用油類

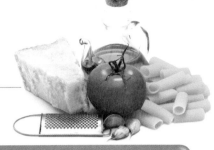

食用油對穩定血糖有什麼益處

　　食用油屬於脂肪食物，而脂肪又可分為動物性脂肪和植物性脂肪兩種。動物性脂肪包括烹飪用的牛油、羊油、豬油等，這類食用油均含較多的飽和脂肪酸，可升高血清膽固醇，因此不主張糖尿病患者吃。而植物

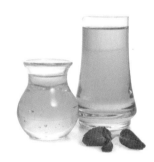

油，如花生油、橄欖油、芝麻油、菜籽油、玉米油、豆油等，多富含不飽和脂肪酸，還含有大量油酸、亞油酸、維生素E等成分，有降低血清膽固醇、軟化血管、預防心腦血管疾病等功效；尤其是橄欖油、茶籽油，對穩定血糖、增強抵抗力大有好處。

食用油吃多少為宜

　　雖然植物油有降低血清膽固醇的作用，並不代表著糖尿病患者可以毫無節制地吃，因為脂肪所產生的熱量要比蛋白質、碳水化合物高兩倍多，50克油所產生的熱量相當於125克糧食所產生的熱量。植物油吃得過多照樣會導致肥胖，也不利於血糖、尿糖的穩定。糖尿病患者的飲食宜清淡，每天食用油的總攝入量以不超過20克為好，芝麻油的攝入量每天5克左右為好。

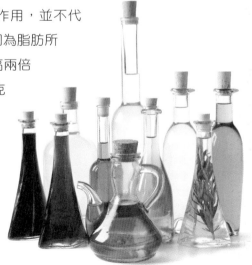

哪些食用油儘量不吃，哪些食用油可適量少吃

儘量不吃：豬油、牛油、羊油、奶油、黃油、棕櫚油、椰子油。

適量少吃：辣椒油、可可油。

食用油什麼時候吃合適

大部分食用油都適用於烹炒，其中花生油由於耐高溫，除炒菜外，還適合煎炸；橄欖油除了烹炒，還適合做涼拌菜；芝麻油也適合做涼拌菜。

吃食用油應該注意什麼問題

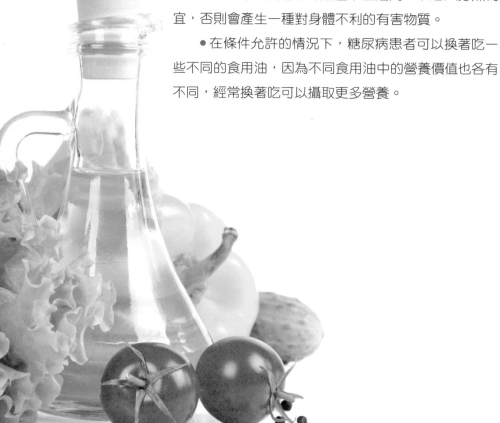

●烹飪時，食用油的油溫不宜過高，以七八分熟為宜，否則會產生一種對身體不利的有害物質。

●在條件允許的情況下，糖尿病患者可以換著吃一些不同的食用油，因為不同食用油中的營養價值也各有不同，經常換著吃可以攝取更多營養。

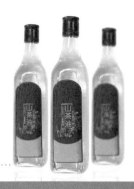

茶油

降低血糖水準，改善糖尿病患者的脂類代謝

🍽 有益於防治糖尿病的營養成分

茶油含有較高的單元不飽和脂肪酸，能改善糖尿病患者的脂類代謝，可明顯降低空腹時和餐後2小時的血糖，有利於糖尿病的防治。

🍴 食法要略

- 茶油用途廣泛，涼拌、熱炒、煎炸、湯菜、清蒸都可以使用。
- 茶油還可以外用。輕敷茶油於肚臍，可消腹部脹氣；長枝竹葉燒灰拌茶油敷患處，如有疥蘚、火燙傷等可一試。
- 孕婦、兒童、老年人非常適合食用茶油。
- 購買茶油時可將手掌緊貼瓶底，輕輕晃動，品質好的茶油油體透亮，呈黃色或金黃色。

🍴 食療功效

中醫認為，茶油具有明目、祛火、養顏、烏髮等功效，且對血脂異常有很好的輔助療效，可使總膽固醇和低密度脂蛋白水平下降幅度增大，還可預防冠心病、眼底病變，延緩衰老、抗癌等。

食譜推薦

茶油雞

食量提示
每天不超過20克為宜

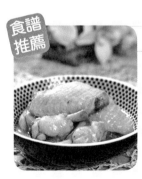

功效
溫中益氣，調節血糖。

🗄 **原料**

雞（腿、翅）200克，米酒15克，茶油10克，鹽3克。

🗄 **做法**

1. 將雞腿、雞翅切成大塊，備用。
2. 熱鍋，加入茶油及米酒，將雞腿、雞翅下鍋翻炒至變色。
3. 加入適量開水，燜煮10分鐘，加入鹽調味，即可起鍋。

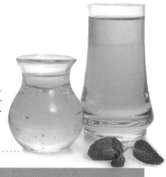

食用油類

橄欖油

控制血糖，改善糖尿病患者的脂類代謝

🍽 有益於防治糖尿病的營養成分

橄欖油中含有80%以上的單元不飽和脂肪酸和ω-3脂肪酸，而ω-3脂肪酸中的DHA可增加胰島素的敏感性，調節和控制血糖水準，改善糖尿病患者的脂質代謝。橄欖油中還含有一種多酚抗氧化劑，能防治心臟病和癌症，有降低血黏度和血壓的作用。橄欖油還具有將壞膽固醇降低，而提升好膽固醇的特殊作用。經常食用富含橄欖油的膳食，可防治糖尿病及併發症。

🍴 食法要略

● 購買橄欖油一定要看好商標，初榨橄欖油是最好的等級，是沒有經過精煉的，營養保存得最完整。

● 橄欖油不宜久存，忌高溫和光照。

● 橄欖油遇熱就會膨脹，所以烹製菜餚時，所用的量要比用其他油時少一點。

● 菌痢患者、急性腸胃炎患者、腹瀉者以及胃腸功能紊亂者不宜多食。

🍴 食療功效

中醫認為，橄欖油具有降脂、降壓、降糖、減肥、美容、增進消化系統功能等作用，適用於高血壓、糖尿病、高脂血症、肥胖症、胃炎、胃潰瘍、腸道疾病等的輔助治療。

食譜推薦 七巧丁

食量提示
每天20克為宜

🍶 原料

鱈魚100克，豆腐50克，木耳15克（水發），四季豆、竹筍、甜紅椒、薑片適量，橙汁10克，醬油、橄欖油各5克。

🍶 功效

延緩餐後血糖上升速度，降脂。

🍶 做法

1. 鱈魚取魚肉切成丁；豆腐、木耳、四季豆、竹筍切丁、甜紅椒切末。

2. 鍋熱後放入橄欖油、薑片，先下鱈魚丁拌炒。

3. 鍋裡加水250毫升，將豆腐、木耳、四季豆、竹筍丁放入燜煮5分鐘。

4. 撒上甜紅椒末及醬油，燜1分鐘關火，淋上橙汁拌勻即可。

葵花子油

食用油類

增強抵抗力，
防治糖尿病
及併發症

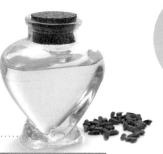

🍽 有益於防治糖尿病的營養成分

葵花子油富含人體必需的不飽和脂肪酸——亞油酸及維生素E等，還含有生理活性最強的α-生育酚，這些物質能清除人體內的垃圾，延緩衰老，增強抵抗力，對防治糖尿病及併發症有一定的作用。

🍴 食法要略

- 葵花子油適宜煎、炸、烹、炒。
- 肝病患者不宜多食葵花子油。
- 烹煮時應避免高溫。
- 葵花子油不宜久存，應避高溫和光照。
- 鑒別葵花子油好壞的方法可看油的顏色，好的葵花子油顏色是金黃的，偽劣的顏色暗淡，聞起來有一股臭味。

🍴 食療功效

中醫認為，葵花子油具有開胃、潤肺、補虛、美容等功效，有降壓、降脂，預防心腦血管病、糖尿病等作用。適用於消化不良、咳嗽、氣短、體虛乏力、腰膝酸軟、皮膚色素沉著等疾病的輔助治療。

食譜推薦 **苦瓜炒雞肉**

食量提示
每天20克
為宜

📋 原料

苦瓜200克，雞肉200克，紅椒20克，葵花子油5克，蔥末、蒜末、薑末各5克，鹽、料酒、胡椒粉、水澱粉各適量。

📋 功效

降糖，降脂，預防糖尿病合併心腦血管疾病。

📋 做法

1. 苦瓜洗淨、去瓤，切小片，焯水，迅速過涼。雞肉切片，放入鹽、料酒、胡椒粉醃幾分鐘。
2. 鍋中放入油，油熱放入蔥末、薑末、蒜末爆香。將雞肉下鍋翻炒至變色，放入苦瓜和紅椒繼續翻炒一會兒。
3. 放入鹽調味，再加水澱粉勾芡即可出鍋。

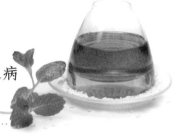

芝麻油

食用油類

對預防糖尿病
有一定作用

有益於防治糖尿病的營養成分

　　芝麻油中所含的不飽和脂肪酸是一種對人體極為有利的物質，它容易被人體吸收和利用，能夠促進膽固醇代謝，消除動脈血管壁上的沉積物，使血管有彈性，能夠保護血管。芝麻油中還含有芝麻素及豐富的維生素E，可增強抵抗力，延緩衰老。芝麻油對防治糖尿病有一定的作用。

食法要略

- 無論是烹炒還是涼拌菜肴，倒幾滴芝麻油就會香氣四溢。
- 炒過一次菜的芝麻油可再次用來炒菜，但不宜再用來炸製食物。
- 芝麻油一次不宜食用過多，這樣不利於消化吸收及促進膽汁和胰液分泌，還容易誘發胰腺炎及膽囊炎。

食療功效

　　中醫認為，芝麻油有潤腸、通便、養心、護肝、抗癌等功效，能加速人體代謝功能，具有預防貧血、活化腦細胞、清除血管堆積物，防止血栓的功能。適用於偏食厭食、貧血、藥物性脫髮、糖尿病、高血壓、冠心病、肥胖症、習慣性便秘等疾病的輔助治療，更適合腦力工作者食用。

食譜推薦　小黃瓜拌金針菇

食量提示
每天5克
為宜

原料
小黃瓜300克，金針菇40克，薑末、蒜末、生抽、醋、鹽、辣椒油、芝麻油各適量。

功效
對糖尿病性高血壓、高脂血症、心臟病等有一定的防治作用。

做法
1. 小黃瓜洗淨，擦成絲，排放在盤中。
2. 金針菇摘洗乾淨，用水焯熟後撈出控淨水分，排放在小黃瓜上面。
3. 往盤內放入薑末、蒜末、生抽、醋、鹽、辣椒油、芝麻油，拌勻即可。

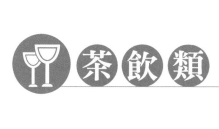

茶飲類

茶飲對穩定血糖有什麼益處

飲品的種類有很多，如水、茶類、飲料類、酒類等。從健康角度講，茶類飲品對糖尿病患者有著特殊的作用，因為茶葉中富含多種化合物，如蛋白質、茶多酚、生物鹼、氨基酸、礦物質等，對防治糖尿病引起的心、腦、腎、眼底及皮膚等慢性病有著重要的作用，可迅速改善口乾、口渴、尿頻、肢體腫脹、視物模糊、體乏無力等症狀。

水、茶之外的各種飲品，糖尿病患者應該少喝或不喝，因為許多人工配置的飲品，如碳酸飲料、果汁中一般都含有相當多的糖分和食品添加劑，對健康極為不利，尤其對糖尿病患者來說更是如此。糖尿病患者更應杜絕酒類，否則會加重病情。

水、茶喝多少為宜

水是每天必須要喝的，一個人每天至少要喝8杯水（1600毫升）。對糖尿病患者來說，一定要及時喝水，特別是在運動過後又出了大量的汗，及時喝水才能補充體內流失的水分，這對穩定病情至關重要。

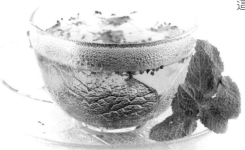

茶類方面，綠茶每日喝5克左右為宜；紅茶每日喝10克左右為宜。

哪些飲品儘量不喝，哪些飲品可適量少喝

儘量不喝：白酒、啤酒、碳酸飲料、蜂蜜、果汁飲品。

適量少喝：花茶、杏仁露、黃酒、糯米酒、紅葡萄酒、全脂即溶奶。

茶飲什麼時候喝合適

綠茶應該在吃完飯之後飲用，可有解油膩、開胸順氣的作用；紅茶應該在吃完飯之後飲用，可有利尿、助消化、降壓的作用。

茶飲怎樣與其他食物合理搭配

飲用綠茶時，加入一點蘋果粒，不但味道更清香，且能產生一種有效物質，使防病抗衰老的效果發揮得更好；飲用紅茶時，可加入一點檸檬，長期堅持飲用能夠預防骨質疏鬆。

喝茶飲應該注意什麼問題

● 不要喝生水，也不要喝存放了好多天的桶裝水。

● 綠茶不要用沸水沖泡，以免破壞其中的營養成分，正確的方法是用涼開水浸泡半個小時後飲用，使裡面的茶氨酸充分溶解出來。

● 紅茶不宜與雞蛋同食，因為雞蛋中含有鐵，容易與紅茶中的某些成分結合，對胃黏膜有刺激作用，且不利於消化和吸收。

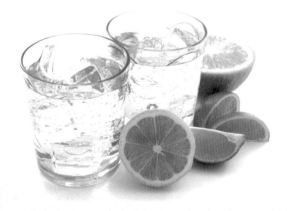

糖尿病患者應該怎樣喝湯

在中國人的飲食習慣中，湯似乎是必不可少的，湯的種類很多，湯的口味也各異，那糖尿病患者該怎麼喝湯呢？

有許多糖尿病患者在家時比較關注糖尿病飲食方面的知識，但是一到了外面就管不住自己的嘴了，這是非常不好的。比如有很多人在外吃飯時有喝湯的習慣，這個習慣最好改一下，在外吃飯最好少喝湯。

之所以不讓糖尿病患者多喝湯，主要是因為湯裡的鹽太多了。一般的即溶湯裡和餐廳的湯裡，湯的含鹽量在1.2%～2%，也就是100毫升的湯裡面就含有1.2～2克鹽。這樣做出的湯菜更加鮮美，只不過，一不小心兩碗湯下肚，就可能吃下了5克鹽。按照世界衛生組織的推薦，一個人每天攝入的食鹽量不應超過5克，如果喝下兩碗湯，再加上菜肴中的鹽，一天的鹽攝入量就會大大超標。

除了鹽之外，湯裡含有的脂肪也比較多。排骨湯、雞湯、老鴨湯等肉湯中，還含有大量的脂肪和膽固醇。對糖尿病合併痛風患者來說，肉湯中所含的普林也很高，更需要注意。

在家時，可親手做一些低鹽甚至無鹽的湯。一方面，若想達到補身的功效，不放鹽最好，因為鹽攝入過多不但會引起高血壓等疾病，還會影響鈣等礦物質的吸收效果；另一方面，肉湯不放鹽也是完全可以的。喝湯時最好以清淡為主，且不要喝太多。

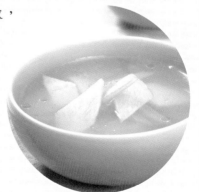

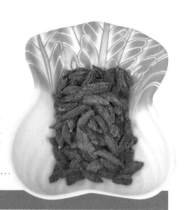

枸杞

增強胰島素敏感性，提高糖耐量

🍽 有益於防治糖尿病的營養成分

枸杞中含有枸杞多糖，它能增強糖尿病（特別是2型糖尿病）患者胰島素的敏感性，增加肝糖原的儲備，提高糖耐受量，降低血糖水準，並能預防餐後血糖升高。糖尿病患者經常喝枸杞茶，可防治糖尿病及併發症。

🍴 食法要略

● 枸杞不宜與綠茶一起飲服。

● 感冒、發熱、腹瀉、有炎症者不要飲用枸杞茶。

🍴 食療功效

中醫認為，枸杞具有滋肝、補腎、潤肺、補虛、益精、明目、健骨、固髓等功效。枸杞茶可抑制脂肪在肝細胞內沉積，促進肝細胞再生，有保護肝臟的作用；還可興奮大腦神經、呼吸，促進胃腸蠕動等；能防治高血壓、心臟病、動脈硬化等疾病。枸杞茶適宜於腰膝酸軟、頭暈目眩、虛勞咳嗽等病症的輔助治療。

食譜推薦

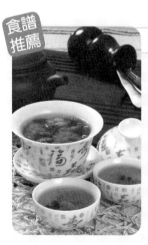

杞菊決明子茶

食量提示
泡茶每天30克為宜，咀嚼吃每天20克左右為宜

📋 原料

炒後的決明子10克，枸杞30克，菊花5朵。

📋 做法

1. 將炒決明子、枸杞洗淨，控乾水分，備用。

2. 將炒後的決明子、枸杞和菊花用開水沖泡，燜15分鐘左右即可飲用。

📋 功效

除降低血糖外，還有擴張冠狀動脈、改善微循環、降低血脂、降低血壓的作用。

紅茶

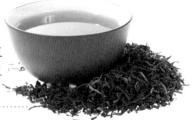

控制血糖，有效
防治骨質疏鬆及
其他併發症

🍽 有益於防治糖尿病的營養成分

　　紅茶對糖尿病有較好的治療和保健作用，紅茶中所含的成分能夠促進人體產生胰島素，對血糖的控制及穩定有著重要作用。紅茶中的茶黃素、茶紅素及聚合物還具有抗心血管病、抗癌等功效。糖尿病患者，特別是女性患者，如果經常飲用紅茶，能夠有效防治骨質疏鬆及其他併發症。

🍴 食法要略

- 紅茶的飲法很多，融合了中西方的文化特點。比如飲法可以是傳統的熱紅茶，可以是英式的奶茶，可以是義式的橘茶，也可以是水果茶或冰紅茶。
- 沖泡紅茶需用90～100度的沸水沖泡，如水溫低，茶葉中有效成分被析出少，茶葉味就會淡。
- 飲紅茶不宜過濃，隔夜紅茶不宜再飲用。
- 不宜用保溫杯泡紅茶；沖泡時間不宜過長。
- 神經衰弱、消化道潰瘍、心血管疾病、腎功能不良、習慣性便秘及失眠、發熱的人不宜飲紅茶。
- 一般6個月以內的紅茶品質為正常，超過1年以上的容易變質。

🍴 食療功效

　　中醫認為，紅茶具有利尿、消腫、抗菌、解毒等功效，能促進胃腸消化、預防感冒、降壓、降脂、防蛀牙及食物中毒等。適宜於消化不良、傷風流涕、畏寒肢冷等疾病的輔助治療。

 紅茶

食量提示
每天15克
為宜

🧂 **原料**
紅茶10克。

🧂 **做法**
熱水沖泡即可。

🧂 **功效**
促進胃腸消化、預防感冒、降壓、降脂、防蛀牙及食物中毒。

綠茶

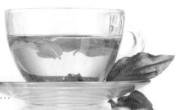

茶飲類

改善人體對胰島
素的反應能力，
降低血糖

🍽 有益於防治糖尿病的營養成分

綠茶含有一種特殊的抗糖尿病物質，可將胰島素的活力增強20倍，改善人體對胰島素的反應能力，降低血糖。不僅如此，綠茶中的兒茶素、維生素C、維生素E等還有降壓、降脂、預防心血管疾病等作用。

🍴 食法要略

- 綠茶不宜用沸水沖泡，水溫80度就可以了。尤其是綠茶的嫩芽，用涼開水浸泡半小時左右就可飲用，這是因為綠茶含有對人體有益的茶氨酸，過燙的水會破壞其中的營養成分，且咖啡鹼容易被析出，致使茶水變黃，茶味較苦。
- 中低檔綠茶則要用90～100度的沸水沖泡，如水溫低，茶葉中有效成分被析出少，茶葉味會較淡。
- 不宜用茶水送服藥物，因為綠茶會降低藥效。
- 人參、西洋參不宜和綠茶一同食用。
- 哺乳期婦女、孕婦和兒童不宜飲綠茶。
- 飯後不宜立即喝綠茶。

🍴 食療功效

中醫認為，綠茶具有利尿、明目、降火、清咽、固齒、解膩等功效，有抗過敏、抗病毒、殺菌、消臭解毒、提神醒腦、消除疲勞、防癌抗癌、美容健身等作用，適宜於小便不暢、口乾舌燥、牙齦腫痛、便秘、口臭、痰多等疾病的輔助治療。

食量提示
每天5～10克
為宜

食譜推薦　綠茶

📋 **原料**
綠茶10克。

📋 **做法**
熱水沖泡即可。

📋 **功效**
抗過敏、抗病毒、殺菌、消臭解毒、提神醒腦、消除疲勞、防癌抗癌等作用。

豆漿

防治糖尿病及併發症

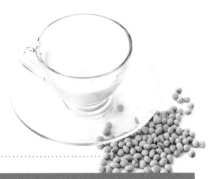

🔔 有益於防治糖尿病的營養成分

豆漿含有豐富的蛋白質、磷脂、礦物質及多種維生素，能預防高脂血症、高血壓、動脈硬化、老年癡呆症的發生。糖尿病患者經常飲用豆漿，對防治糖尿病及併發症有較好的作用。

🍴 食法要略

● 黃豆在室溫20～25℃下浸泡12小時做豆漿最適宜。

● 豆漿需煮沸5分鐘，未熟的豆漿不能飲用。這是因為黃豆含有一些有害物質，會對身體產生毒副作用，因此我們要將豆漿煮熟，這樣才會消滅這些物質。但要注意的是，煮豆漿到80～90℃時，會出現「假沸」，這時不要以為豆漿已經熟了而關火，要再繼續煮3～5分鐘才可以。

● 不宜空腹飲豆漿。

🍴 食療功效

中醫認為，豆漿具有健脾寬中、潤燥利水、活血解毒、祛風熱等功效。可用於消化不良、脾氣虛弱、妊娠期高血壓疾病、癰瘡腫毒、外傷出血等症的輔助治療。常喝豆漿對貧血、氣喘病、腸胃虛弱、骨質疏鬆、小兒佝僂、神經衰弱、女性更年期綜合症等有一定療效。

食量提示
成人每天喝250～300毫升為宜，兒童每天200～250毫升為宜

食譜推薦

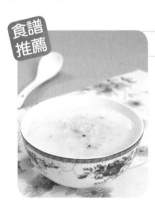

豆漿粥

📋 **原料**

豆漿500克，粳米50克。

📋 **做法**

1.將粳米淘洗乾淨，浸泡半小時。

2.豆漿倒在鍋裡，放入粳米同煮成粥即可。

📋 **功效**

降糖降壓，滋陰壯陽，補虛益胃。

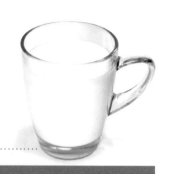

 茶飲類

牛奶

保護心腦血管，
預防糖尿病及
併發症

🍽 有益於防治糖尿病的營養成分

　　牛奶中含有豐富的蛋白質、微量元素及多種維生素，對心腦血管有保護作用，還可抑制冠心病，可降低血壓、預防骨質疏鬆症，對防治糖尿病及併發症有一定的作用。

🍴 食法要略

- ●煮牛奶時不要煮沸，正確的煮法是：用旺火煮奶，奶將要開時馬上離火，然後再加熱，如此反復2～3次，既能保存牛奶中的營養，又能殺死病菌。
- ●牛奶溫熱飲用最好；飲用牛奶的最佳時間是晚上入睡之前。
- ●患有腎病、腸胃疾病者不宜過多飲用牛奶，以免加重病情。
- ●喝牛奶時不宜吃巧克力，以免影響身體對鈣的吸收和利用。
- ●喝牛奶時不宜吃橘子，以免影響消化。

🍴 食療功效

　　中醫認為，牛奶具有滋潤肺胃、生津潤腸、生血長骨、補虛安神等功效，可預防腦中風、降低氣管炎發生的機率，預防齲齒、貧血。睡前喝杯熱牛奶有助睡眠。

 食譜推薦

奶油菜心

食量提示
每天250～300毫升為宜

🍶 **原料**

鮮牛奶250克，菜心200克，雞湯250克，植物油5克，鹽、雞精各2克、團粉15克。

🍶 **功效**

下氣消食，清熱解毒，防治糖尿病併發心腦血管疾病、高血壓等症。

🍶 **做法**

1.把團粉倒入牛奶中調成芡汁。
2.菜心切段，油鍋燒熱後放入菜心、雞湯，將熟時，放入鹽、雞精調味。
3.倒入牛奶和團粉調成的芡汁，攪勻燒開即可。

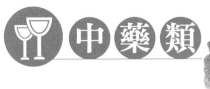 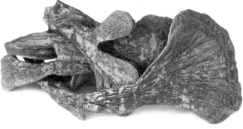

中藥類

中草藥對穩定血糖有什麼益處

中草藥應用在糖尿病的治療上已有數千年的歷史，不少中草藥對防治糖尿病有著很好的作用，可有防止低血糖、雙向調節血糖的作用，且不良反應小，特別是對肝腎的損害可降到最低。

中草藥吃多少為宜

選擇中草藥時千萬不可盲目，應根據專業醫師的指導選擇，藥劑用量也應由醫師根據糖尿病患者的個體差異確定。

中草藥什麼時候吃合適

一般來說，中藥煎劑分早晚兩次服，但也因個體差異問題而有特殊情況，什麼時候吃，要聽從專業醫師的建議和要求。

中草藥怎樣與其他食物合理搭配

中草藥所含成分較為複雜，不僅中草藥之間配伍有所禁忌，就是與其他食材搭配時也要向專業醫師諮詢，不可盲目與其他食材搭配食用。

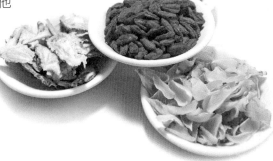

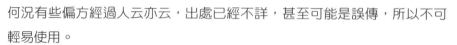

吃中草藥應該注意什麼問題

● 一些中草藥確實對糖尿病的防治
有效,但糖尿病患者切不可亂用所謂的偏
方、驗方,由於個體差異,有些偏方會對有
些人的病情康復有益,但不一定對所有人有益。
何況有些偏方經過人云亦云,出處已經不詳,甚至可能是誤傳,所以不可
輕易使用。

● 不要私自配伍中藥方劑,因為中藥的配伍是一門嚴肅的科學,如果
沒有這方面的專業知識,極可能導致嚴重的不良後果。

● 為減少腸胃負擔,中藥採取濃汁且少量飲服為好。

● 煎藥容器以沙鍋為宜,嚴禁用鐵器。

● 煎藥前藥材應先用冷水浸泡20分鐘左右。煎藥用水量一般以浸過藥
面1～3公分為宜,大劑量和易吸水的藥物可適當增加用水量。

● 煎藥時間應根據藥性而定,一般煎藥時間為30分鐘。
每劑中藥一般煎兩次,第二次煎藥時間可略短。

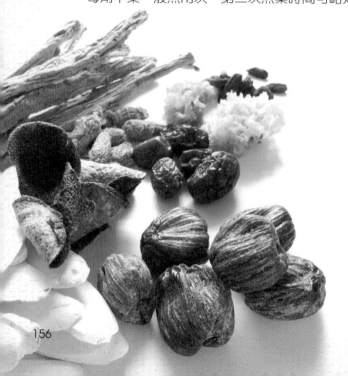

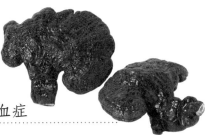

 中藥類

靈芝

改善血糖、尿糖，防治糖尿病合併心血管疾病、高脂血症

🍽 有益於防治糖尿病的營養成分

靈芝的營養成分極為豐富，含有有機酸、氨基酸、葡萄糖、水溶性蛋白質及多種酶類等，服用靈芝可改善血糖、尿糖等症狀，降低非胰島素依賴性糖尿病的併發症程度，對防治糖尿病合併心血管疾病、高脂血症等有較好的作用。

🍴 食法要略

● 新鮮靈芝可以直接食用。
● 從市場買回的散裝靈芝，服用前要清洗乾淨。
● 靈芝有野生和人工栽培兩種，野生靈芝的藥效要比人工栽培的好。

🍴 食療功效

中醫認為，靈芝具有補肺腎、止咳喘、安心神、健脾胃、強筋骨等功效。靈芝對神經系統有鎮靜、鎮痛作用；對心血管系統有降壓、降脂、降糖、降低心肌耗氧量、改善心肌微循環等作用。靈芝對肝臟也有保護作用，還能調整免疫系統，增強人體抵抗疾病的能力，延緩衰老。靈芝適用於失眠、耳鳴、慢性支氣管炎、哮喘、腰膝酸軟、白血球減少症等疾病的輔助治療。

 食譜推薦 靈芝煲鴨

食量提示
具體用量需聽從醫生指導

🏺 原料

靈芝50克，淨鴨子1隻（約1公斤），草果15克，肉桂、蔥絲、薑絲各10克，鹽3克。

🏺 功效

降糖，降脂，補肺腎，止咳喘，健脾胃。

🏺 做法

1. 鴨肉切塊。
2. 將靈芝、草果、肉桂用水煎，去渣留汁。
3. 將汁倒入沙鍋中，放鴨肉、薑絲、蔥絲，文火燉至熟透。
4. 加鹽調味即可。

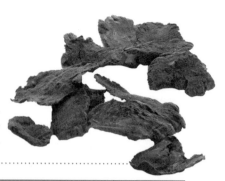

中藥類

玄參

提高人體紅血球胰島素結合率，降低血糖

🍽 有益於防治糖尿病的營養成分

　　玄參含有玄參素、氨基酸、胡蘿蔔素、微量揮發油、生物鹼等，能提高人體紅血球胰島素總結合率及最高結合率，有降低血糖等療效，對防治糖尿病及併發症有較好的作用。

🍴 食法要略

- 玄參既可單獨服用，也可與其他食材搭配食用，但不宜與藜蘆、黃芪、乾薑、大棗、山茱萸同用。
- 脾胃虛寒、食欲不振、腹痛、大便溏稀者忌服玄參。
- 品質好的玄參表面灰黃色或灰褐色，有不規則的溝、紋和鬚根痕，質堅硬，不易折斷，斷面黑色，微有光澤。

🍴 食療功效

　　中醫認為，玄參有滋陰降火、清熱解毒、利咽喉、通小便等功效，有增加冠狀動脈血流量、增強心肌營養、抗缺氧、抗病毒、降壓、降糖等作用。

食譜推薦

食量提示
具體用量需聽從醫生指導

玄參苦瓜粥

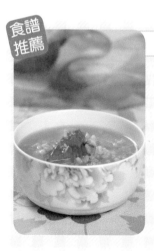

🍶 原料
玄參15克，苦瓜150克、粳米100克。

🍶 做法
1. 將苦瓜去皮、洗淨、切塊，玄參用紗布包好，粳米淘洗乾淨。
2. 將上述食材一起入鍋，加水適量熬煮成粥，撈出紗布袋即可。

🍶 功效
降壓，降糖，滋陰降火，利咽喉，通小便。

葛根

中藥類

防治糖尿病合併
高血壓、高脂血症

🍽 有益於防治糖尿病的營養成分

葛根的藥用價值很高，它所含的黃酮類物質有明顯的降血糖、降血脂、降血壓、預防心腦血管疾病等作用，對防治糖尿病合併高血壓、高脂血症等有較好的療效。

🍴 食法要略

- 葛根既可與其他藥物配伍，也可與食材搭配服用。炒菜時拿葛根粉勾芡，可使菜肴鮮嫩美味。
- 陰虛火旺、胃寒者慎用。
- 葛根能刺激雌激素分泌，因此乳腺增生患者及妊娠期、哺乳期女性不宜食用。
- 購買葛根應到正規、信譽好的藥店。

🍴 食療功效

中醫認為，葛根具有解表退熱、生津止渴、滋潤筋脈、透疹、升陽、止瀉等功效，對麻疹、腸梗阻、風寒感冒、高熱口渴、頭痛、嘔吐、心絞痛、突發性耳聾等有非常好的治療作用。常食葛粉能增強體質、提高抗病能力，延緩衰老。

食譜推薦

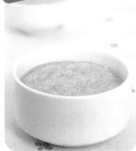

食量提示
具體用量需聽從
醫生指導

葛根小米粥

📋 **原料**

葛根粉100克，小米200克。

📋 **做法**

1. 將小米浸泡一夜，備用。
2. 將小米與葛根粉攪拌均勻，入鍋，加水適量，熬煮1小時後即可食用。

📋 **功效**

降糖，降脂，降壓，防治糖尿病及併發症。

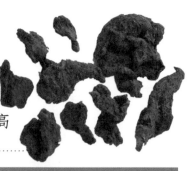

中藥類

黃精

抑制腎上腺素
引起的血糖過高

🍽 有益於防治糖尿病的營養成分

　　黃精含有黃精多糖，可抑制腎上腺素引起的血糖過高，有降糖作用。黃精還有顯著降低血脂的療效，並能改善動脈粥樣硬化狀況，預防糖尿病併發心腦血管疾病。

🍴 食法要略

- ●黃精既可水煎，也可與藥物、食材搭配做成藥膳食用。
- ●黃精宜與陳皮搭配。
- ●脾虛、氣滯、舌苔厚膩、胸悶納呆者不宜服用黃精。

🍴 食療功效

　　中醫認為，黃精具有補中益氣、養胃陰、潤心肺、強筋骨、補脾氣等功效，可降低血壓，對高血壓、腎性高血壓、脂肪肝有治療作用。黃精還對結核桿菌、傷寒桿菌、多種皮膚真菌有較強的抗菌、抑菌作用。適用於肺癆咯血、虛損寒熱、筋骨軟弱、風濕疼痛、風癩疥癬、食少等疾病的治療。

食譜推薦

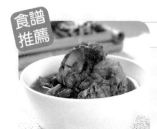

食量提示
具體用量需聽從
醫生指導

精杞豬骨湯

🥘 **原料**

黃精片20克、豬脊骨500克、枸杞10克，料酒、蔥絲、薑絲、鹽各適量。

🥘 **做法**

1. 豬脊骨洗淨、斬塊、焯水。
2. 鍋中加水，放入豬脊骨、黃精片、枸杞、料酒、蔥絲、薑絲。
3. 先用旺火燒沸，再改用小火燉煮1小時，最後加鹽調味即可。

🥘 **功效**

降糖，降脂，降壓，補中益氣，養胃陰，潤心肺，強筋骨。

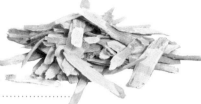

中藥類

黃芪

增加胰島素敏感性，雙向調節血糖，預防併發症

🍽 有益於防治糖尿病的營養成分

黃芪具有增加胰島素敏感性、雙向調節血糖的功效，所含的黃芪多糖能增加人體免疫力，對預防動脈硬化、預防心肌缺血、改善肺功能、改善血液流速和血小板凝集有較好的作用。經常服用黃芪，對防治糖尿病併發心腦血管疾病、高血壓、腎臟病有較好的作用。

🍴 食法要略

- 陰虛陽亢、食積、便溏、感冒發熱者不宜服用。
- 黃芪可水煎後代茶飲，也可與雞、鴨等肉搭配做成菜肴，具有很強的滋補作用。
- 中藥店出售的黃芪有生黃芪、炙黃芪，藥效相同，都可以用。
- 宜到正規、信譽好的藥店購買。

🍴 食療功效

中醫認為，黃芪具有利水消腫、補肺健脾、托毒生肌等功效，能降低血液黏稠度、降低血壓、減少血栓形成、保護心臟、雙向調節血糖、抗自由基損傷、抗缺氧、抗衰老、抗腫瘤、增強免疫力等。適宜於糖尿病、高血壓、心臟病等症狀的治療。

食量提示
具體用量需聽從醫生指導

食譜推薦

黃芪燉鱸魚

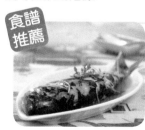

功效
降糖降脂，補氣養血，潤肺健脾，利水消腫。

原料
黃芪20克，鱸魚1條（約800克），植物油10克，鹽3克，花椒、蔥絲、薑絲、料酒各適量。

做法
1. 鱸魚收拾乾淨，用油煎一下。
2. 接著放入鹽、花椒、蔥絲、薑絲、料酒、水、黃芪，用大火燒沸。
3. 改小火燉煮至熟，揀去黃芪即可食用。

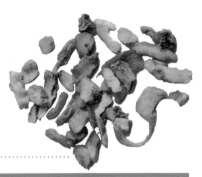

中藥類

玉竹

增加胰島素敏感性，降糖效果顯著

🍽 有益於防治糖尿病的營養成分

玉竹含有的多糖及皂苷成分，有顯著的降糖效果，對防治糖尿病合併高血壓、心臟病有較好的療效。

🍴 食法要略

● 脾胃虛寒、大便不實，或胃有痰飲、濕濁、食少脘脹、舌苔厚膩者忌服。

● 玉竹既可用水煎代茶飲，也可和其他藥材或食物配伍，做成藥膳食用。

● 應到正規、信譽好的藥店去購買。購買時要注意，玉竹以條長、肉肥、黃白色，光澤柔潤者為佳。

🍴 食療功效

中醫認為，玉竹具有養陰、潤燥、除煩等功效。玉竹一般用來治療小便頻數，乾咳少痰，津少口渴，食欲不振，胃部不適，心悸，心絞痛等病症。玉竹還具有潤澤皮膚，消散皮膚慢性炎症和治療跌傷扭傷的功效。

食譜推薦

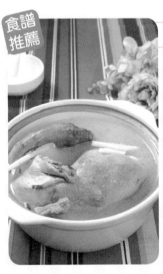

玉竹山藥煲老鴨

食量提示
具體用量需聽從醫生指導

📋 原料

玉竹10克，山藥20克，老鴨1隻（約2.5公斤），蔥段、薑片、鹽各適量。

📋 做法

1. 玉竹洗淨、切段，山藥去皮、切片，備用。

2. 老鴨收拾乾淨，放入沙鍋中，加玉竹、蔥段、薑片、水熬煮至將熟。

3. 放入山藥、鹽，小火燉煮至熟即可食用。

📋 功效

降糖，降壓，養陰補肺，滋陰潤燥，除煩止咳。

地黃

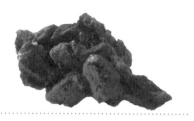

中藥類

調節血糖，預防糖尿病併發高血壓

🍽 有益於防治糖尿病的營養成分

地黃含糖量低，能增加胰島素的敏感性，對糖尿病患者胰島素抵抗有改善作用，並有調節血糖的作用。地黃還能在寒冷環境下對血壓進行雙向調節，對糖尿病併發高血壓有較好的防治作用。

🍴 食法要略

● 地黃不宜與蔥、蒜、蘿蔔搭配食用。
● 地黃性寒涼，脾胃虛寒、大便溏稀者不宜服食。
● 熟地黃是由生地黃加黃酒拌，蒸至內外色黑、油潤，或直接蒸至黑潤而成。
● 服用時要將其切成厚片。

🍴 食療功效

中醫認為，生地黃具有清熱涼血、養陰生津等功效；熟地黃具有補血滋陰、補精益髓等功效。地黃適用於眩暈、心悸、失眠、月經不調、崩漏、盜汗、遺精、消渴、眩暈耳鳴、鬚髮早白等疾病的治療。

食譜推薦

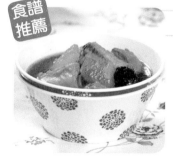

地黃冬瓜排骨湯

食量提示
具體用量需聽從醫生指導

🧂 原料

地黃20克，冬瓜200克，排骨1000克，料酒10克，薑片5克，鹽4克，雞精3克。

🧂 做法

1. 將排骨洗淨、焯水、撈出。
2. 沙鍋中加水，放入排骨、料酒、薑片，燉煮至將熟。
3. 放入冬瓜、地黃、鹽，燉煮至熟，加雞精調味即可。

🧂 功效

降糖，降壓，清熱涼血，養陰生津。

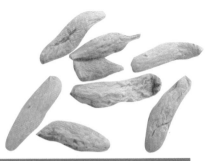

 中藥類

麥冬

增加胰島素的
分泌量，降低
血糖

🍽 有益於防治糖尿病的營養成分

麥冬含有多糖，它能夠增加胰島素的分泌量，起到降糖作用。

🍴 食法要略

- 麥冬可與其他藥材、食材搭配製成藥膳食用。
- 風寒感冒、脾胃虛寒、大便溏稀者忌服。
- 有過敏史或過敏體質的人慎服麥冬，過敏表現為出現噁心、嘔吐、心慌、煩躁、全身紅斑、瘙癢等。

🍴 食療功效

中醫認為，麥冬有養胃生津、清心潤肺、養陰潤燥等功效，適用於心煩口渴、咳嗽、痰多、氣逆等疾病的治療。麥冬還能治療心律失常、增加冠狀動脈流量。

食譜推薦

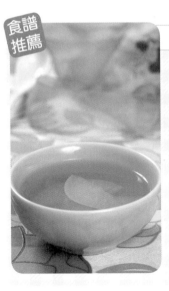

食量提示
具體用量需聽從
醫生指導

麥冬飲

🍲 **原料**

麥冬10克，貢梨1個（約300克）。

🍲 **做法**

1. 貢梨洗淨，切片。
2. 麥冬洗淨，切片，用水煎20分鐘，去渣留汁。
3. 放入貢梨片稍煮即可。

🍲 **功效**

降糖降壓，養胃生津，清心潤肺，養陰潤燥，可增加冠狀動脈流量，適用於心肌缺血、心律不齊。

桑白皮

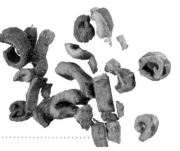

適用於糖尿病合併腎臟病的治療

🍽 有益於防治糖尿病的營養成分

桑白皮能延緩食物在胃腸道的消化和吸收，避免餐後血糖上升，從而有效降低血糖。桑白皮尤其適用於糖尿病合併腎臟病的治療。

🍴 食法要略

- 桑白皮既可水煎，代茶飲；又可與其他藥材、食材搭配，做成藥膳服用。
- 小便多及風寒咳嗽者忌服。
- 購買時應到正規、信譽好的藥店。一般品質好的桑白皮，為乾燥根皮，多呈長而扭曲的板狀，或兩邊向內捲曲成槽狀，外表顏色呈淡黃白色或近白色，有少數棕黃色或紅黃色斑點，較平坦，有縱向裂紋及稀疏的纖維，內表顏色呈黃白色或灰黃，質韌，撕裂時有白色粉塵飛出，微有豆腥氣，味甘微苦。以色白、皮厚、粉性足者為佳。

🍴 食療功效

中醫認為，桑白皮具有瀉肺平喘、行水消腫等功效，適用於肺熱喘咳、吐血、水腫、腳氣、小便不利等疾病的治療。

食譜推薦

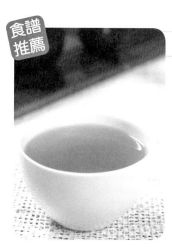

桑白皮枸杞飲

食量提示
具體用量需聽從醫生指導

🥢 原料

桑白皮20克，枸杞25克。

🥢 做法

1. 將桑白皮和枸杞洗淨，放入沙鍋中，加水1000毫升。
2. 用大火燒沸，轉小火煎20分鐘，去渣取汁，晾至溫涼即可飲用。

🥢 功效

降血糖，利水消腫。

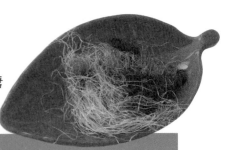

中藥類

玉米鬚

顯著
降低血糖

🍽 有益於防治糖尿病的營養成分

玉米鬚中的多糖能顯著降低血糖，促進肝糖原的合成，其所含皂苷也有輔助治療糖尿病的作用。玉米鬚有很強的泄熱、利尿作用，可增強氯化物排出量，其利尿作用是腎外性的，所以對各種原因引起的水腫都有一定療效。玉米鬚有明顯降壓效果，可用於防治糖尿病性高血壓。

🍴 食法要略

- 可選新鮮玉米，將鬚子取下，晾乾後放入袋子保存，隨喝隨取。
- 可將帶有玉米鬚的玉米放入鍋內，加水適量煮熟，吃玉米，喝煮玉米的水。
- 玉米鬚與菊花搭配，味道更好。

🍴 食療功效

中醫認為，玉米鬚具有平肝利膽、利尿泄熱、降血壓等功效，對各種原因引起的水腫、慢性膽囊炎、膀胱結石、尿路結石、黃疸、肺結核等都有一定的療效。玉米鬚茶還可提高血小板數量、降低血壓。

食譜推薦

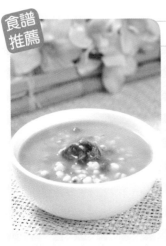

玉米鬚薏苡仁綠豆飲

食量提示
每天60克
為宜

🍶 **原料**

玉米鬚60克，薏苡仁、綠豆各30克。

🍶 **做法**

1. 將玉米鬚、薏苡仁和綠豆洗乾淨，放入鍋中浸泡2小時。
2. 鍋中加適量水，大火煮30分鐘，關火，晾涼後即可飲用。

🍶 **功效**

利尿，降糖，降壓。

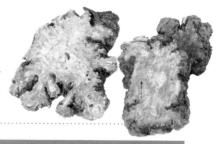

川芎 中藥類

對單純型糖尿病視網膜病變有較好療效

🍽 有益於防治糖尿病的營養成分

川芎所含的川芎嗪能明顯改善人體微循環，尤以動脈最為顯著，能加速血流量，防止動脈硬化等。對單純型糖尿病視網膜病變有較好的療效，也能明顯改善和防治糖尿病合併心臟病。

🍴 食法要略

● 川芎可與其他藥物、食材配伍，做成藥膳食用。
● 月經期間不宜服用川芎。
● 服用川芎藥膳後不要馬上飲綠茶，因為綠茶性涼，會減弱川芎功效。

🍴 食療功效

中醫認為，川芎具有活血行氣、祛風止痛等功效，適用於月經不調、經閉痛經、症瘕腹痛、胸脅刺痛、跌撲腫痛、頭痛、風濕痺痛等疾病的治療。川芎還具有改善微循環、抑制血小板聚集、抗血栓、利尿等作用。

食譜推薦

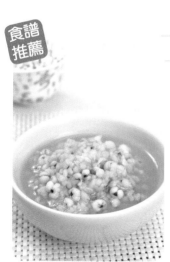

川芎薏苡仁粥

食量提示
具體用量需聽從醫生指導

🥛 原料
川芎10克，薏苡仁50克，粳米30克。

🥛 做法
1. 川芎用水熬煮半個小時，去渣留汁備用。
2. 鍋中放入薏苡仁、粳米，與川芎汁共煮成粥即可。

🥛 功效
活血行氣，祛風止痛，對因糖尿病引起的視網膜病變有較好的療效。

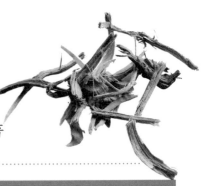

 中藥類

刺五加

降糖
效果顯著

🍽 有益於防治糖尿病的營養成分

　　刺五加能增加胰島素的敏感性，促進胰島素正常分泌，降糖療效顯著。刺五加還對神經系統有較好的療效，能修復受損的神經細胞，提高神經傳導速度，非常適合對糖尿病的防治，尤其對糖尿病周圍神經病變有較好的療效。

🍴 食法要略

- 刺五加既可水煎代茶飲，又可與其他藥材、食材搭配，做成藥膳服用。
- 兒童和感冒、發熱者不宜服用。
- 體內熱盛、便乾尿黃、口乾舌燥者不宜服用，以免加重症狀。

🍴 食療功效

　　中醫認為，刺五加具有補腎安神、益氣健脾等功效，適宜身體虛弱、腰酸、腿酸、背痛、厭食、睡覺困難、夢多者服用。

食譜推薦

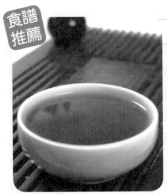

🗂 **功效**
補腎安神，增強體質，
降血糖。

五味飲

食量提示
具體用量需聽從
醫生指導

📋 **原料**
黃芪8片，靈芝2片，刺五加20克，山楂2～3片，枸杞10克。

📋 **做法**
1. 將黃芪、靈芝、刺五加、山楂和枸杞洗淨，浸泡20分鐘。
2. 將所有藥材放入沙鍋中，加適量水煎煮10分鐘即可。
3. 可把藥汁分成2份，每份對點熱水，稀釋飲用。

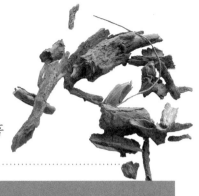

地骨皮

中藥類

降糖
效果顯著

🍽 有益於防治糖尿病的營養成分

地骨皮有保護胰島B細胞免遭損害的作用，還能抑制中性脂肪在肝臟中合成，保證肝臟維持正常血糖的生理功能，降糖效果顯著。地骨皮對防治糖尿病及併發症有較好的療效。

🍴 食法要略

- 地骨皮既可水煎代茶飲，又可與其他藥材、食材搭配，做成藥膳服用。
- 大便溏稀、脾胃虛寒者忌服。
- 購買時應到正規、信譽好的藥店，好品質的地骨皮塊大肉厚、無木心、無雜質，內裡呈黃白色、有細紋，內層呈灰白色。

🍴 食療功效

中醫認為，地骨皮具有清熱瀉火、潤肺生津等功效，對肺熱咳嗽、痰多咯血、尿血等疾病有較好的作用，適宜糖尿病合併高血壓等症的治療。

食譜
推薦

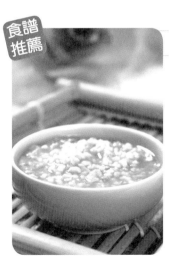

地骨皮粥

食量提示
具體用量需聽從
醫生指導

📋 原料

地骨皮10克，麥冬15克，粳米50克。

📋 做法

1. 將地骨皮、麥冬放入紗布袋。
2. 粳米淘洗乾淨後入鍋，倒適量水，放入紗布袋，熬煮成粥即可。

📋 功效

降糖，清熱瀉火，潤肺生津。

第3章
營養食譜，
有效控制糖尿病

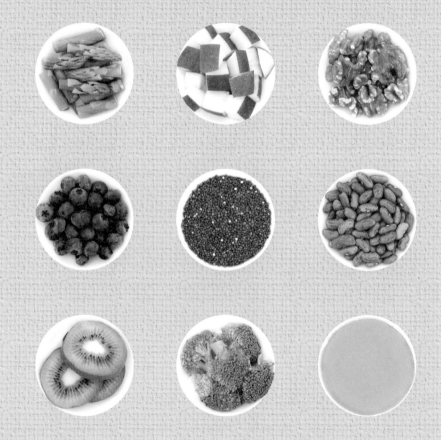

糖尿病在中醫的分類及其食療原料的選擇

糖尿病在中醫理論中屬於「消渴」病的範疇。中醫認為糖尿病發病原因主要是身體陰虛，加上飲食不節、情志失調、勞欲過度等因素所致。根據臨床症狀，中醫將糖尿病分為「上消」、「中消」、「下消」及「上中消」、「上下消」和「三消」等類型。

上消型糖尿病及其食療原料的選擇

中醫認為，上消型糖尿病一般是由於肺熱傷津所致，主要症狀是飲水多、小便多、口渴、口乾舌燥、舌邊尖紅、苔燥黃等。

上消型糖尿病食療原料表

食物原料	中藥原料
梨、西瓜、冬瓜、豬肺、魚翅、黃鱔、鯉魚、石斑魚、藕、菠菜、黑芝麻等	沙參、燕窩、生地黃、川貝、薏苡仁、百合、蓮子、人參、茯苓、西洋參、山藥、雪蛤等

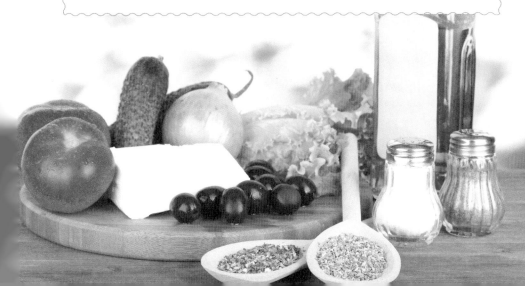

中消型糖尿病及其食療原料的選擇

中消型糖尿病是由於胃燥陰傷，而出現多食易饑、面黃枯瘦、大便秘結、舌苔黃燥、脈象滑數等症的糖尿病類型。

中消型糖尿病食療原料表

食物原料	中藥原料
豬肚、火腿、牛肉、牛肚、魚肚、牛奶、羊肚、羊奶、烏雞、雞蛋、白鴨肉、野鴨肉、鴨蛋、鵝肉、鵪鶉、鯽魚、魚翅、墨魚、鱉、龜、鯧魚、鰻魚、石斑魚、燕窩、蛤蜊肉、海蜇、泥鰍、菠菜、莧菜、芹菜、馬齒莧、白菜、藕、胡蘿蔔、番茄、茄子、南瓜、地瓜、蘑菇、梨、柿子、桑葚、無花果、柚子、西瓜等	黃精、枸杞、麥冬、天冬、玄參、生地黃、熟地黃、石斛、沙參、女貞子、茵陳、生枇杷葉、黃芪、黨參、山楂、葛根、山藥粉、薑繭等

下消型糖尿病及其食療原料的選擇

下消型糖尿病一般屬於腎陰虛，主要症狀是口渴多飲，小便頻數、量多，尿如脂膏，頭暈，目昏，腰膝酸軟，口乾、舌紅，脈沉細而數等。

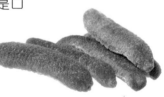

下消型糖尿病食療原料表

食物原料	中藥原料
海參、墨魚、海蜇、蝦類、雞肉、鴿肉、鵪鶉肉、石斑魚、魚翅、鮑魚、魚肚、燕窩、蔬菜類、蛋類、牛奶、龜肉、鱉肉、韭菜等	山藥、熟地黃、茯苓、枸杞、五味子、附子、鹿角片、菟絲子、黨參、人參、黃芪、生地黃、山茱萸等

上中消型糖尿病及其食療原料的選擇

上中消糖尿病患者不但有肺熱津傷表現，還會出現胃燥陰傷的症狀，主要為口渴多飲、咽乾、舌燥、小便煩多、舌苔黃燥、多食善饑、消瘦、大便乾結等。

上中消型糖尿病食療原料表	
食物原料	**中藥原料**
藕、黃瓜、冬瓜、西瓜、玉米鬚、西芹、蘑菇、木耳、雞肉、牛肉、鴨肉、兔肉、魚翅、鮑魚、魚肚、燕窩等	生地黃、天花粉、玄參、石膏、知母、甘草、黃芪、五味子、麥冬、沙參、黃精、玉竹、黃芩、百合等

上下消型糖尿病及其食療原料的選擇

上下消糖尿病患者既有肺熱傷津，又兼腎虛、精虛，主要症狀為口渴多飲，多尿，小便頻數量多，尿如脂膏，且有頭暈、腰膝酸軟、口乾舌紅等。

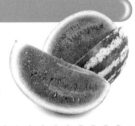

上下消型糖尿病食療原料表	
食物原料	**中藥原料**
豬胰、豬腎、羊胰、牛胰、牛腎、豬肉、乳鴿、鰻魚、龜、魚翅、燕窩、蝦仁、韭菜、南瓜粉、冬瓜、西瓜、馬奶、豬肝、西芹、魚腥草、白菜、蘿蔔、木耳、銀耳、菠菜、核桃仁、白扁豆、藕、馬蹄以及水果類（含糖多者少食）等	生地黃、天花粉、玄參、生石膏、知母、甘草、黃芩、天冬、麥冬、山藥、沙參、葛根、五味子、石斛、貝母、冬瓜仁、熟地黃、黃芪、玉米鬚、黨參、山楂、枸杞、白朮等

三消型糖尿病及其食療原料的選擇

三消型糖尿病兼有上、中、下三消的特徵，既會出現肺熱津傷、胃燥陰傷現象，又有腎虛精虛虧等症狀。同時，也有陽氣虛衰、陰陽兩虛的表現，主要症狀為多飲、多尿、多食、消瘦、乏力。嚴重者每日尿量可達數千毫升，小便混濁如膏，面色黧黑，耳輪焦乾，腰膝酸軟，陽痿滑精，舌淡，脈細無力。還可能伴有嘔吐，腹痛，口腔內有爛蘋果氣味，嚴重患者容易併發肺結核、高血壓、動脈硬化、白內障、皮膚瘡癤等症。

三消型糖尿病食療原料表

食物原料	中藥原料
龜肉、鵝肉、鴨肉、豬肉、豬胰、豬肝、豬腎、羊腎、羊肝、白鴿、禽蛋、牛奶、馬奶、羊奶、蔬菜、水果（除含糖多者）類、魚類、燕窩、魚翅、海參、鮑魚、魚肚等	生地黃、花粉、黃芩、知母、麥冬、沙參、玄參、葛根、五味子、石斛、山藥、山萸肉、茯苓、附子、旱蓮草、枸杞、菊花、女貞子、黨參、黃芪等

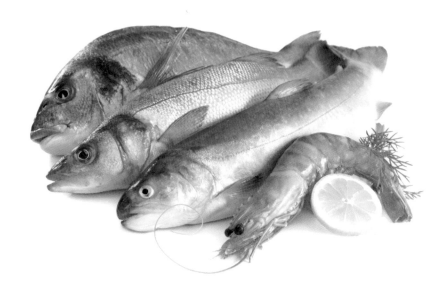

營養食譜推薦 肉類食譜

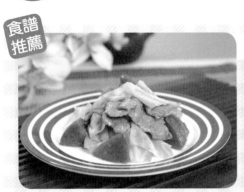

食譜推薦

牛肉炒雙鮮

2. 鍋內燒熱，放入番茄、捲心菜、牛肉，加水沒過菜，用旺火燒。
3. 鍋開後，撇去浮沫，放入料酒，再加入精鹽、味精，略燒片刻，出鍋即成。

🍶 原料

番茄120克，牛肉100克，捲心菜150克，料酒、鹽、味精適量。

🍶 做法

1. 將番茄、捲心菜、牛肉分別洗淨；番茄切成方塊，牛肉、捲心菜切厚片。

🍶 功效

牛肉性平、味甘，補脾腎，益氣血，強筋骨，長肌肉，消腫利水。番茄有抗癌、抗炎、降血脂等作用，也很適合糖尿病患者食用。尤其是番茄、牛肉合用，更是糖尿病患者增加營養，控制尿糖、血糖的佳餚。

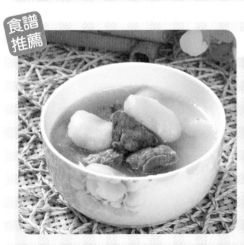

食譜推薦

荸薺豬肺湯

🍶 做法

1. 荸薺洗淨，去皮後一切兩半；豬肺洗淨，切成3公分平方塊；薑切片，蔥切花。
2. 把豬肺放入碗內，加入紹酒、蔥花、薑片、鹽，拌勻醃製30分鐘。
3. 將豬肺、荸薺放入燉鍋內，加500毫升水，大火燒沸，轉小火燉煮35分鐘即成。

🍶 功效

滋陰補肺，清熱除煩。適用於上中消型糖尿病患者。

🍶 原料

荸薺50克，豬肺100克，蔥、薑各5克，紹酒、鹽少許。

營養食譜推薦 肉類食譜

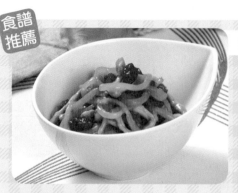

食譜推薦

枸杞燒肉絲

洗淨備用。

2.鍋燒熱後倒入植物油，將肉絲、筍絲下鍋炒，烹入紹酒、醬油，出鍋前加入鹽和枸杞子炒勻即成。

功效

枸杞有降血糖和降血壓的作用，並有促進肝細胞再生和抗脂肪肝的功效，再配上瘦豬肉，就使本品具有滋陰補血、益肝助腎的功效。所以，這道菜可作為虛弱、貧血、糖尿病、神經衰弱等患者的輔助膳食。

原料

枸杞10克，熟青筍50克，瘦豬肉100克，鹽、醬油各2克，植物油5克，紹酒適量。

做法

1.豬肉洗淨切絲，青筍切成細絲，枸杞

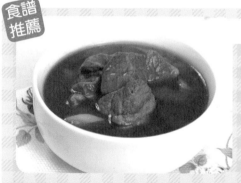

食譜推薦

番茄牛肉

醃好；番茄去皮，切塊。

2.油燒熱後先炒肉片，五分熟時撈出。

3.用餘油炒番茄，加鹽，放入牛肉片，用旺火快炒幾下，加入生粉，炒熟即成。

功效

番茄性味甘、酸、微寒，有健胃消食、涼血平肝、清熱解毒、生津止渴、涼血利尿之功效。本品營養豐富，可適量食用，可治熱病煩渴，或胃熱口渴、口乾、糖尿病等症。

原料

牛肉50克，番茄300克，植物油、生粉、薑、蔥各5克，醬油、鹽、料酒各適量。

做法

1.牛肉切片，用醬油、生粉、料酒調汁

營養食譜推薦 素菜類食譜

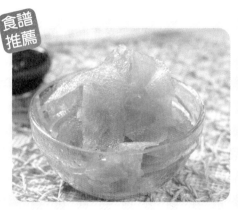

食譜推薦

原料

苦瓜1個，蒜、香菜、番茄醬、醬油、醋各適量。

做法

1.將蒜、香菜切碎，放入碗中，再加番

五香苦瓜

茄醬、醬油、醋，配成醬料。

2.苦瓜洗淨，去瓤，去掉外面一層老皮，用刀削成透明塊，放入冰箱，冷卻一會，取出蘸醬料食用。

功效

中醫認為苦瓜味苦，生則性寒，熟則性溫。生有清熱解毒、清心明目、消暑止渴等功能，很適合糖尿病患者食用。現代醫學發現苦瓜有防癌抗癌、降低血糖及清熱解毒等作用。苦瓜中含有類似胰島素的物質，可降低血糖，糖尿病患者常吃苦瓜，有輔助治療作用。

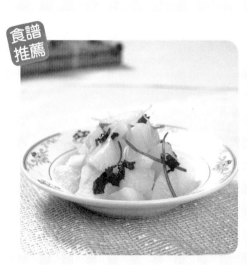

食譜推薦

原料

白蘿蔔200克，香菜20克，植物油4克，薑絲5克，鹽2克。

薑香白蘿蔔

做法

1.白蘿蔔洗淨，切成滾刀塊；香菜理好，切成寸段。

2.油燒熱後煸炒蘿蔔，稍加溫水，用文火燒熟，放入鹽和薑絲及香菜，炒勻即成。

功效

這道菜屬於低熱量菜譜，每份菜提供的熱量不超過200千卡，適用於成年體重超標準體重20%以上的人及病情較穩定的糖尿病患者作為加餐。

營養食譜推薦 素菜類食譜

食譜推薦

素什錦

原料

鮮蘑、香菇各20克，胡蘿蔔、小黃瓜各150克，冬筍、腐竹、馬蹄各50克，木耳10克，芝麻油5克，雞湯500毫升，薑絲、澱粉、料酒各適量，鹽3克，味精2克。

做法

1. 腐竹用溫水浸泡，煮軟，切段；木耳泡發洗淨，切小塊；小黃瓜去蒂，洗淨，切片；馬蹄洗淨，去皮，切片；冬筍、胡蘿蔔洗淨，去根，切片。

2. 將鮮蘑、香菇、馬蹄、胡蘿蔔、冬筍分別用開水燙一下，撈出。

3. 鍋內加入雞湯，將原料放入鍋內，加鹽、薑絲、料酒，等湯開後去浮沫，用文火煨，入味後收汁，澱粉勾芡，加味精，點芝麻油即成。

功效

兩種菇補氣益胃，馬蹄清熱生津，冬筍和中潤腸，腐竹補脾益氣，木耳補氣健身，黃瓜清熱利水，胡蘿蔔降糖降脂。這道菜清淡不膩，適合老年人及心血管、糖尿病患者加強營養食用，此菜可佐餐常食。

食譜推薦

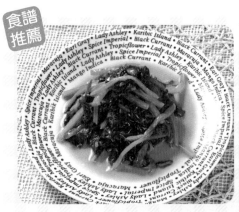

五香菠菜

後取出，瀝去水分，切成4公分長的段，裝在盤內。

2. 在菠菜上澆上芝麻醬、醬油、芝麻油、鹽及芥末，吃時再加醋拌勻即成。

功效

這道菜可降低血糖和降低人體內惡性膽固醇——低密度蛋白（LDL），因而能有效防治動脈硬化症，能滋補肝腎，潤燥滑腸，主治五臟虛損，痔瘡，很適合高血壓和糖尿病患者食用。

原料

菠菜250克，芝麻醬10克，醬油、芝麻油各5克，芥末、鹽、醋各少許。

做法

1. 將菠菜揀去老葉，洗淨，入開水燙熟

營養食譜推薦 水產類食譜

食譜推薦

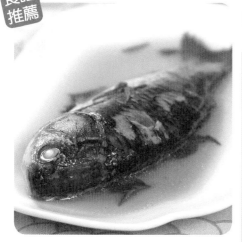

綠茶蒸鯽魚

做法

1. 將鯽魚去除內臟，保留魚鱗後洗淨備用。
2. 把綠茶裝入魚腹內，用紙包裹鯽魚，放入盤中，上鍋蒸至熟透即成。

功效

本品有清熱生津、補虛止渴的功效，對消渴多飲有輔助療效。以綠茶為主，清熱生津以止消渴，以鯽魚為佐，補虛以助糖尿病患者生津止渴，健脾利水。氣血不足、肢體水腫、小便不利者可經常食用。

原料

鯽魚1條（約500克），綠茶25克。

食譜推薦

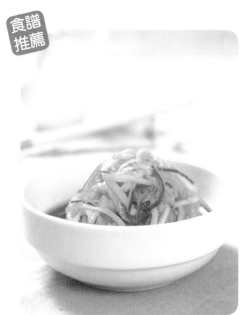

海蜇拌小黃瓜

原料

海蜇200克，小黃瓜100克，芝麻油2克，蒜末5克，醬油、醋、鹽適量。

做法

1. 將發好的海蜇洗淨，切絲擺在盤中。
2. 小黃瓜洗淨切絲，放在海蜇上，澆上芝麻油、醬油、醋、鹽和蒜末，拌勻即成。

功效

小黃瓜有良好的降壓和降膽固醇作用，尤其是它的熱量很低，對高血壓、高血脂及合併肥胖症的糖尿病患者來說，是一種理想的食療良蔬。

營養食譜推薦 湯粥類食譜

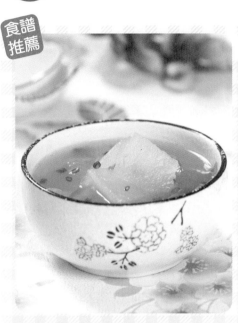

食譜推薦

冬瓜番茄湯

原料

冬瓜250克,番茄150克,蔥、味精、鹽少許。

做法

1. 冬瓜洗淨,去瓤,最好不去皮,切成方塊,加水清燉。
2. 瓜將熟時,將切好的番茄片放入,煮至熟。

功效

用於肥胖型糖尿病脾虛濕盛者,有清熱利水、健脾消食之功效。

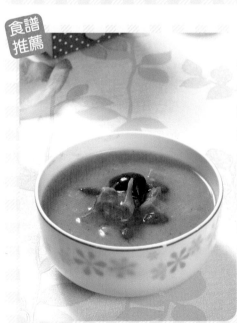

食譜推薦

枸杞蕎麥糊

原料

枸杞20克,蕎麥粉150克,草果半個,羊肉50克,食鹽、雞精適量。

做法

1. 枸杞去雜質、洗淨;羊肉洗淨,切2公分見方塊;草果洗淨;蕎麥粉用冷水調勻,備用。
2. 將草果、羊肉放入鍋內,加水,置武火燒沸,再用文火燉煮15分鐘,加入蕎麥粉、鹽、雞精,攪勻即成。

功效

補肝腎,明目,調節血糖,適宜三消型糖尿病患者食用。

營養食譜推薦 茶飲類食譜

食譜推薦

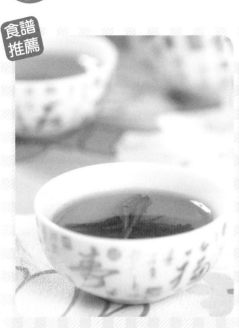

薑鹽茶

原料
生薑2片，綠茶6克，食鹽適量。

做法
1. 生薑洗淨，切片，備用。
2. 將生薑、綠茶、食鹽加水1000毫升，煎湯即可代飲品。

功效
薑味辛，性微溫，能引起血管擴張和中樞神經興奮，增加血液循環，有利身體健康；綠茶有清心、清熱、利肺胃的功能。常飲此茶，可清熱潤燥，主治糖尿病患者口渴多飲和煩躁尿多等症。

食譜推薦

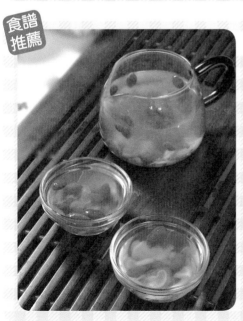

洋參枸杞飲

原料
西洋參10克，枸杞15克。

做法
1. 西洋參洗淨，切片；枸杞洗淨去雜質。
2. 將西洋參、枸杞放入沙鍋內，加200毫升清水，置中火上燒沸，再改用文火煎煮10分鐘即成。

功效
此飲有補腎益氣、生津止渴之效。糖尿病患者常飲此茶可補腎益氣，生津止渴。

營養食譜推薦 主食類食譜

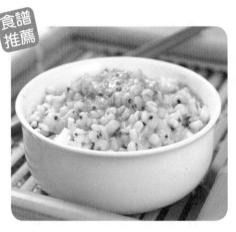

食譜推薦

薏苡仁雞蛋米飯

做法

1.把薏苡仁、大米淘洗乾淨,按常規放入電鍋內煮熟。

2.將雞蛋打入碗內,用醬油、鹽、味精、蔥花、熟油拌勻,倒在已蒸熟的薏苡仁飯上,再蒸5分鐘即成。

功效

薏苡仁性味甘、淡、涼,有健脾氣、清利濕熱之功效。這道主食不但好吃,營養豐富,還有清熱解毒、補氣補血作用,很適合糖尿病患者食用。

原料

薏苡仁30克,雞蛋1個,大米200克,蔥花、菜籽油各6克,醬油、味精各適量。

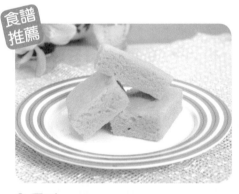

食譜推薦

玉米麵發糕

蓋好發酵。

2.將發酵好的麵反復揉搓,整塊放入蒸鍋內鋪平,用旺火、沸水蒸約25分鐘,取出麵團,切成菱形或方塊即成。

功效

玉米能降低血清膽固醇,防止高血壓、冠心病、心肌梗死的發生,並有延緩細胞衰老和腦功能退化等作用。因此,玉米麵發糕可調中開胃、益肺寧心、利尿,適宜高血壓、消渴、肝炎等症的輔助治療。

原料

新玉米麵450克,全麥麵粉50克,乾酵母適量。

做法

1.將乾酵母與新玉米麵和全麥麵粉攪拌均勻,放適量清水反復揉勻,用濕布

每週食譜推薦

4800～5200千焦一周全天食譜（提示：每天鹽攝入量不超過4克）

	早餐	午餐	晚餐
星期一	饅頭（麵粉50克），煮雞蛋1個，玉米渣粥（玉米渣25克），蝦米油菜（油菜200克，水發蝦米和豆腐乾各10克，植物油4克）	米飯（大米50克），鯽魚燉豆腐（鯽魚100克，豆腐100克，蒜片少許，植物油4克），白菜炒木耳（白菜100克，水發木耳50克，植物油4克）	海鮮麵（麵粉50克，蝦仁30克，胡椒粉適量，植物油3克），涼拌菠菜（菠菜200克，芝麻油3克）
星期二	麻醬卷（麵粉50克，麻將5克），番茄雞蛋湯（番茄150克，雞蛋1個，芝麻油2克）	米飯（大米50克），豆豉鯪魚油麥菜（鯪魚100克，淡豆豉20克，油麥菜100克，植物油4克），香菇油菜（香菇50克，油菜150克，植物油4克）	雜麵饅頭（麵粉25克，玉米麵25克），醬豬肝（豬肝50克，植物油3克），香菜拌豆腐（香菜5克，豆腐100克，鹽2克，芝麻油3克）
星期三	牛奶250克，饅頭（麵粉50克），醬爆肉丁（豬瘦肉25克，胡蘿蔔30克，洋蔥10克，甜麵醬3克，芝麻油2克），涼拌蔬菜（白菜心100克，茼蒿25克，紫甘藍25克，芝麻油2克）	紅小豆米飯（大米50克，紅小豆15克），排骨燉冬瓜（冬瓜130克，排骨100克，植物油4克）	玉米麵發糕（玉米麵35克，全麥麵粉15克），蔥爆牛肉（大蔥50克，牛肉50克，植物油4克），涼拌綠豆芽（綠豆芽150克，芝麻油3克）
星期四	發糕（麵粉50克），菠菜粥（菠菜50克，大米25克），涼拌萵筍絲（萵筍100克，芝麻油2克）	蕎麥麵（蕎麥掛麵50克），燜扁豆（豬瘦肉50克，扁豆200克，植物油4克）	二米飯（小米25克，大米25克），涼拌芹菜（芹菜100克，芝麻油3克），竹筍炒牛肉（竹筍100克，牛肉50克）

	早餐	午餐	晚餐
星期五	牛奶燕麥片（牛奶250克，燕麥片25克），全麥麵包35克（熟重），拌綠花椰（綠花椰100克，芝麻油3克）	蕎麥飯（大米35克，蕎麥米15克），青椒牛肉絲（牛肉50克，青椒75克，植物油4克），櫛瓜炒雞蛋（櫛瓜75克，雞蛋1個，植物油3克）	饅頭（麵粉75克），肉炒茄絲（瘦豬肉50克，茄子150克，植物油5克），炒三絲（胡蘿蔔30克，綠豆芽50克，韭菜20克，植物油5克）
星期六	羊肉包子（麵粉60克，羊肉50克，蘿蔔100克，植物油5克），牛奶250克	米飯（大米60克），清蒸丸子（瘦豬肉50克，香菇25克，胡蘿蔔75克，蝦米5克，植物油5克），清炒萵筍（萵筍125克，植物油4克）	饅頭（麵粉50克），牛肉絲炒芹菜（牛肉50克，芹菜75克，植物油3克），菠菜湯（菠菜100克，植物油3克）
星期日	家常餅（麵粉50克，植物油5克），豆漿250克，鹹菜一小碟	貼餅子（玉米麵50克，黃豆麵25克），豬肉炒白菜（瘦豬肉50克，白菜200克，植物油5克），拍黃瓜（小黃瓜100克，芝麻油2克）	餡餅（麵粉50克，韭菜100克，牛肉50克，植物油3克），雙耳湯（水發銀耳25克，水發木耳25克，芝麻油2克）

5600～6000千焦一周全天食譜（提示：每天鹽攝入量不超過4克）

	早餐	午餐	晚餐
星期一	饅頭（麵粉50克），豆腐腦200克，茶雞蛋1個 上午加餐：李子200克	米飯（大米75克），蔥燒魷魚（蔥30克，鮮魷魚300克，植物油5克），菠菜湯（菠菜150克，植物油3克）	米飯（大米50克），玉米麵粥（玉米麵25克），清蒸草魚（草魚肉80克，植物油5克），清炒油菜（油菜250克，植物油5克）

	早餐	午餐	晚餐
星期二	花卷（麵粉50克），豆漿250克，煮雞蛋1個，什錦拌菜（紫甘藍30克，番茄50克，生菜20克）上午加餐：杏子100克	米飯（大米75克），高麗菜炒肉（高麗菜100克，豬瘦肉50克，植物油5克），小白菜湯（小白菜150克，植物油5克）	餛飩（麵粉50克，肉末25克），玉米麵窩頭（玉米麵25克），蠔油生菜（生菜200克，植物油5克，蠔油3克），牛肉炒三丁（牛肉50克，萵筍100克，豆腐乾50克，胡蘿蔔20克，植物油4克）
星期三	全麥麵包100克（熟重），牛奶250克，香菇炒油菜（鮮香菇100克，油菜100克，植物油5克）上午加餐：蘋果200克（帶皮）	美味拌麵（麵條100克，黃瓜50克，綠豆芽100克，蔥10克，芝麻油3克），牛肉冬筍絲（牛肉50克，冬筍250克，植物油5克），番茄雞蛋湯（番茄100克，雞蛋1個，芝麻油3克）	小窩頭（玉米麵50克，黃豆麵25克），鹽水豆腐乾50克，叉燒肉50克，蝦米冬瓜湯（蝦米50克，冬瓜100克，植物油4克）
星期四	葷湯掛麵（掛麵50克，牛肉25克，菠菜100克，紫菜3克，芝麻油2克），花卷（麵粉25克）上午加餐：柚子200克	饅頭（麵粉75克），烏雞湯（烏雞塊100克，植物油5克），豆芽炒韭菜（綠豆芽150克，韭菜50克，植物5克）	發糕（麵粉50克，玉米麵25克），雪菜肉末燉豆腐（雪裡紅50克，豆腐100克，豬瘦肉25克，植物油4克），西芹燒蝦仁（西芹150克，鮮蝦仁150克，植物油4克）
星期五	烤餅（麵粉50克），豆腐腦300克，拍黃瓜（小黃瓜100克）上午加餐：鳳梨200克	二米飯（大米50克，黑米25克），燜鯽魚（鯽魚100克，植物油5克），茄汁花菜（番茄50克，花菜200克，植物油5克）	饅頭（麵粉75克），豆腐油菜丸子湯（豆腐100克，油菜50克，豬瘦肉25克，植物油4克），豆腐絲炒洋蔥（豆腐絲50克，洋蔥100克，植物油5克）

	早餐	午餐	晚餐
星期六	饅頭（麵粉50克），牛奶250克，火腿拌黃瓜（小黃瓜100克，火腿20克，芝麻油3克） 上午加餐：梨200克（帶皮）	米飯（大米75克），炒芥藍（芥藍250克，植物油5克），鹵雞翅（雞翅50克，植物油4克）	蔥花卷（麵粉75克），木耳炒肉（水發木耳50克，豬瘦肉25克，植物油3克），尖椒豆皮（尖椒100克，豆皮50克，植物油5克）
星期日	包子（麵粉75克，茴香100克，豬瘦肉50克，芝麻油3克），豆漿250克 上午加餐：草莓300克	米飯（大米75克），紅燒排骨（排骨100克，植物油4克），熗炒高麗菜（高麗菜200克，植物油5克）	高粱米飯（高粱米50克，大米25克），燒茄子（茄子150克，番茄50克，植物油5克），肉末豆腐（肉末25克，豆腐100克，植物油3克）

6400～6800千卡一周全天食譜（提示：每天鹽攝入量不超過4克）

	早餐	午餐	晚餐
星期一	餛飩（麵粉50克，豬瘦肉50克，紫菜3克，芝麻油2克），涼拌海帶絲（水發海帶100克，青椒50克，芝麻油1克） 上午加餐：奇異果200克（帶皮）	涼麵（麵條100克、小黃瓜50克，芝麻油3克），韭菜炒雞蛋（韭菜150，雞蛋1個，植物油3克），涼拌菠菜（菠菜100克，芝麻油1克）	魚肉水餃（麵粉100克，魚肉50克，韭菜25克，植物油3克），涼拌空心菜（空心菜175克，芝麻油3克）
星期二	蔥花卷（麵粉50克），豆漿200克，茶雞蛋1個，茄汁櫛瓜（番茄50克，櫛瓜150克，蝦皮2克，植物油4克） 上午加餐：梨200克（帶皮）	米飯（大米100克），清炒絲瓜（絲瓜150克，植物油3克），排骨燉玉米（排骨100克，玉米200克，植物油3克）	涼拌麵（掛麵100克，芝麻油2克），蒜香扁豆絲（扁豆150克，植物油3 克），肉末茄子（茄子100克，豬瘦肉50克，尖椒50克，植物油4克）

	早餐	午餐	晚餐
星期三	饅頭（麵粉50克），煮雞蛋1個，豆漿200克，苦瓜肉絲（苦瓜100克，瘦豬肉50克） 上午加餐：西瓜500克（帶皮）	米飯（大米100克），清炒空心菜（空心菜150克，植物油4克），蔥燒河蝦（河蝦100克，小蔥25克，植物油4克），番茄紫菜湯（番茄100克，紫菜5克，香菜5克，芝麻油2克）	花卷（麵粉100克），金針菇豌豆苗（金針菇30克，豌豆苗120克，芝麻油2克），燉豆腐（豆腐100克，火腿10克，水發木耳10克，植物油4克）
星期四	雞絲麵（掛麵50克，雞肉50克，芝麻油3克） 上午加餐：橘子200克（帶皮）	米飯（大米100克），木耳炒白菜（白菜150克，木耳10克，瘦肉25克，植物油4克），蒜薹雞蛋（蒜薹150克，雞蛋1個，植物油4克）	雜麵饅頭（玉米麵50克，小米50克），肉末豇豆（豬瘦肉50克，豇豆100克，植物油4克），小黃瓜拌海蜇（小黃瓜150克，海蜇皮100克，芝麻油4克）
星期五	無糖麵包100克（熟重），牛奶250克，香腸拌蔬菜（香腸25克，生菜50克，番茄50克，苦菊50克，芝麻油3克） 上午加餐：柳丁200克	綠豆米飯（綠豆25克，大米75克），燴炒花菜（花菜200克，植物油3克），紅燒牛肉（牛肉100克，胡蘿蔔50克，植物油5克）	饅頭（麵粉100克），腐竹拌黃瓜（腐竹10克，小黃瓜100克，芝麻油3克），蕨菜炒肉（蕨菜100克，瘦豬肉50克，植物油5克）
星期六	花卷（麵粉50克），牛奶250克，番茄炒蛋（鵪鶉蛋3個，番茄150克） 上午加餐：柚子200克	蓮子飯（大米75克，乾蓮子25克），清炒茴香（茴香200克，植物油4克），醬鴨肉（鴨肉75克，植物油4克）	紅小豆米飯（大米75克，紅小豆25克），蒜蓉茄子（茄子150克，芝麻油3克），清炒蝦仁（蝦仁100克，植物油5克）

	早餐	午餐	晚餐
星期日	饅頭（麵粉50克），燴拌綠豆芽（綠豆芽100克，植物油2克），番茄雞蛋湯（番茄50克，雞蛋1個，植物油2克） 上午加餐：蘋果200克	米飯（大米100克），麻醬拌西芹（芝麻醬3克，西芹100克，芝麻油3克），小白菜排骨湯（小白菜100克，排骨100克，植物油4克）	二米飯（大米75克，小米25克），蒜蓉莧菜（莧菜100克，植物油4克），平菇肉絲（平菇50克，豬瘦肉50克，植物油4克）

7200～7600千焦一周全天食譜（提示：每天鹽攝入量不超過4克）

	早餐	午餐	晚餐
星期一	饅頭（麵粉100克），豆腐腦200克，茶雞蛋1個 上午加餐：奇異果200克（帶皮）	米飯（大米100克），醬爆魷魚（鮮魷魚300克，植物油5克），菠菜湯（菠菜150克，植物油4克）	米飯（大米75克），小米粥（小米25克），紅燒鯉魚（鯉魚肉80克，植物油4克），清炒油麥菜（油麥菜250克，植物油5克）
星期二	花卷（麵粉100克），牛奶250克，番茄炒蛋（雞蛋1個，番茄100克，植物油3克） 上午加餐：李子200克	米飯（大米100克），白菜炒肉（白菜100克，豬瘦肉50克，植物油5克），蝦仁櫛瓜湯（蝦仁50克，櫛瓜100克，植物油5克）	玉米麵窩頭（玉米麵50克），小米粥（小米50克）；蠔油生菜（生菜100克，植物油3克，蠔油3克），新三鮮（番茄50克，尖椒50克，高麗菜20克，植物油4克）
星期三	花卷（麵粉100克）豆漿200克，香菇炒油菜（鮮香菇100克，油菜100克，植物油3克）	牛肉麵（麵條100克，牛肉50克，芝麻油3克），素炒蘆筍絲（蘆筍150克，植物油5克），番茄炒蛋（番茄100克，雞蛋1個，植物油3克）	小窩頭（玉米麵50克，黃豆麵50克），豆腐絲50克，鱔魚湯（鱔魚80克，植物油4克）

	早餐	午餐	晚餐
星期四	肉絲掛麵（掛麵100克，豬瘦肉25克，菠菜50克，紫菜3克，芝麻油2克），拍黃瓜（小黃瓜100克） 上午加餐：橘子200克	饅頭（麵粉100克），紅燒鵪鶉（鵪鶉70克，植物油2克），豆芽炒韭菜（綠豆芽100克，韭菜50克，植物3克）	發糕（麵粉50克，玉米麵25克，小米麵25克），雪菜肉末燉豆腐（雪裡紅50克，豆腐100克，豬瘦肉25克，植物油2克），香乾芹菜（香乾50克，芹菜100克，植物油3克）
星期五	家常餅（麵粉100克），拍黃瓜（小黃瓜100克），牛奶250克 上午加餐：鳳梨200克	二米飯（大米100克，玉米渣25克），燜銀鯧（銀鯧100克，植物油2克），清炒雙花菜（綠花椰100克，花菜100克，植物油4克）	米飯（大米100克），豆腐油菜丸子湯（豆腐100克，油菜100克，豬瘦肉25克），洋蔥炒蛋（雞蛋1個，洋蔥100克，植物油2克）
星期六	饅頭（麵粉100克），牛奶250克，火腿拌黃瓜（小黃瓜100克，火腿20克，芝麻油3克） 上午加餐：草莓300克	米飯（大米100克），炒芥藍（芥藍200克，植物油4克），醬爆雞丁（雞胸肉50克，植物油4克）	蔥花卷（麵粉100克），綠花椰炒肉（綠花椰100克，豬瘦肉25克，植物油4克），尖椒豆皮（尖椒100克，豆皮50克，植物油4克）
星期日	包子（麵粉100克，韭菜100克，豬瘦肉50克，芝麻油3克），豆漿250克 上午加餐：櫻桃100克	二米飯（大米75克，小米50克），泥鰍燉豆腐（泥鰍80克，豆腐100克，植物油5克），拌什錦菜（芹菜50克，洋蔥50克，紫甘藍50克，植物油4克）	花卷（麵粉100克），燒茄子（茄子150克，番茄50克，植物油5克），黃豆芽炒牛肉（黃豆芽100克，牛肉50克）

8000～8400千焦一周全天食譜（提示：每天鹽攝入量不超過4克）

	早餐	午餐	晚餐
星期一	饅頭（麵粉30克），餛飩（麵粉40克，豬瘦肉50克，紫菜5克，芝麻油2克），涼拌海帶絲（水發海帶100克，青椒50克，芝麻油1克） 上午加餐：梨200克	涼麵（麵條140克、小黃瓜50克，芝麻油3克），燉兔肉（兔肉80克，植物油4克），涼拌馬齒莧（馬齒莧100克，芝麻油1克）	牛肉水餃（麵粉140克，牛肉50克，大蔥20克，胡蘿蔔30克，植物油5克），涼拌空心菜（空心菜250克，芝麻油3克）
星期二	豆漿200克，蔥花卷（麵粉70克），茶雞蛋1個，茄汁仙人掌（番茄50克，仙人掌40克，植物油4克） 上午加餐：奇異果200克	二米飯（大米100克，小米40克），清炒南瓜（南瓜100克，植物油4克），清炒三菇（香菇20克，草菇20克，雞腿菇20克，植物油5克）	餃子（麵粉140克，薺菜50克，莧菜50克，豬瘦肉50克，芝麻油5克），蒜香扁豆絲（扁豆100克，植物油3克），海蜇荸薺湯（荸薺5～6個，海蜇40克，植物油4克）
星期三	饅頭（麵粉70克），煮雞蛋1個，豆漿200克，綠豆芽拌黃瓜（綠豆芽50克，小黃瓜30克，芝麻油3克） 上午加餐：蘋果200克	二米飯（大米100克，玉米渣40克），清炒空心菜（空心菜150克，植物油4克），爆炒蒟蒻絲（蒟蒻80克，牛肉50克，植物油5克），紫菜蛋花湯（紫菜5克，雞蛋1個，香菜5克，芝麻油2克）	花卷（麵粉140克），熗拌腐竹芹菜（芹菜50克，腐竹50克，芝麻油2克），洋菇綠花椰（洋菇30克，綠花椰70克，植物油4克）

	早餐	午餐	晚餐
星期四	雞絲麵（掛麵100克，小白菜100克，雞肉50克，芝麻油5克）	米飯（大米200克），蔥燒鱔魚（鱔魚100克，大蔥20克，植物油4克），涼拌萵筍（萵筍60克，芝麻油2克），蘆薈拌番茄（蘆薈20克，番茄80克）	雜麵饅頭（玉米麵、小米麵各100克），紅燒帶魚（帶魚80克，植物油4克），金針菇拌黃瓜（金針菇20克，小黃瓜100克），馬齒莧炒蛋（馬齒莧60克，雞蛋1個）
星期五	花卷（麵粉70克），牛奶250克，火腿拌蔬菜（火腿30克，生菜50克，番茄50克，紫甘藍20克，芝麻油3克） 上午加餐：桃200克	豆米飯（綠豆20克，紅小豆20克，大米100克），燴花菜（花菜150克，植物油4克），紅燒兔肉（兔肉80克，胡蘿蔔30克，植物油5克）	雜面饅頭（麵粉50克，綠豆麵50克，小米麵40克），腐竹拌黃瓜（腐竹20克，小黃瓜100克，芝麻油3克），洋蔥炒蛋（洋蔥100克，雞蛋1個，植物油5克）
星期六	發糕（麵粉40克，小米麵30克），豆腐腦200克，滷雞蛋1個 上午加餐：西瓜500克（帶皮）	蓮子飯（大米110克，乾蓮子30克），清炒雙筍（蘆筍50克，萵筍60克，芝麻油4克），醬鴨肉（鴨肉80克，植物油4克）	紅小豆米飯（大米115克，紅小豆25克），蒜蓉茄子（茄子150克，芝麻油2克），蝦仁腰果（蝦仁100克，腰果10克，植物油3克）
星期日	饅頭（麵粉70克），燴油菜（油菜100克，植物油2克），番茄雞蛋湯（番茄50克，雞蛋1個，植物油2克） 上午加餐：梨200克	黑米飯（大米115克，黑米25克），麻醬拌西芹（芝麻醬3克，西芹100克，芝麻油3克），海帶排骨湯（水發海帶75克，排骨100克，植物油5克）	二米飯（大米100克，小米40克），蒜蓉莧菜（莧菜100克，植物油4克），鱧魚冬瓜湯（鱧魚80克，冬瓜100克，植物油5克）

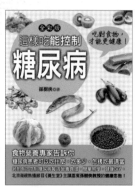

實用生活12

這樣吃能控制糖尿病

金塊 文化

作　　者：孫樹俠
發 行 人：王志強
總 編 輯：余素珠
美術編輯：JOHN平面設計工作室

出 版 社：金塊文化事業有限公司
地　　址：新北市新莊區立信三街35巷2號12樓
電　　話：02-2276-8940
傳　　真：02-2276-3425
E - m a i l：nuggetsculture@yahoo.com.tw

匯款銀行：上海商業銀行 新莊分行（總行代號 011）
匯款帳號：25102000028053
戶　　名：金塊文化事業有限公司

總 經 銷：商流文化事業有限公司
電　　話：02-2228-8841
印　　刷：群鋒印刷事業有限公司
初版一刷：2014年8月
定　　價：新台幣290元

ISBN：978-986-90660-2-0（平裝）

本書由安徽科學技術出版社授權出版

國家圖書館出版品預行編目資料

這樣吃能控制糖尿病 / 孫樹俠著.
-- 初版. -- 新北市：金塊文化, 2014.07
面；　公分. -- (實用生活；12) 全彩版
ISBN 978-986-90660-2-0(平裝)
1.糖尿病 2.食療
415.668　　　　　　　103012479